Cómo se cura la diabetes

A pesar de haber puesto el máximo cuidado en la redacción de esta obra, el autor o el editor no pueden en modo alguno responsabilizarse por las informaciones (fórmulas, recetas, técnicas, etc.) vertidas en el texto. Se aconseja, en el caso de problemas específicos —a menudo únicos— de cada lector en particular, que se consulte con una persona cualificada para obtener las informaciones más completas, más exactas y lo más actualizadas posible. EDITORIAL DE VECCHI, S. A. U.

Subsidiary company of Confidential Concepts Inc, USA
ISBN: 978-1-68325-766-0

Giuseppe Lepore - Italo Nosari

CÓMO SE CURA LA DIABETES

dve PUBLISHING

Índice

INTRODUCCIÓN 9

DATOS HISTÓRICOS 13

DEFINICIÓN 23

CLASIFICACIÓN 29
Diabetes mellitus insulindependiente
(DMID) o Tipo I 30
Diabetes mellitus no insulindependiente
(DMNID) o Tipo II 32
Diabetes mellitus secundaria 34

PATOGENIA DE LA DIABETES MELLITUS 35
Diabetes mellitus Tipo I o DMID 36
Diabetes mellitus Tipo II o DMNID 37

OTROS TIPOS DE DIABETES 41
Diabetes mellitus secundaria 41
Diabetes gestacional 42

PREVENCIÓN 45
Diabetes mellitus Tipo I 45
Diabetes mellitus Tipo II 46

Sintomatología 49
Poliuria 49
Polidipsia 50
Polifagia 50
Astenia 51
Diabetes mellitus insulindependiente o Tipo I 52
Diabetes mellitus no insulindependiente o Tipo II . 53

Diagnóstico 55
Análisis de orina 56
Análisis de sangre 58

Pronóstico 61

Tratamiento 65
La insulina 65
Los hipoglucemiantes o antidiabéticos
orales (ADO) 76
El tratamiento dietético 78
La actividad física 80

Complicaciones agudas de la diabetes 85
Las crisis hipoglucémicas 85
Las crisis hiperglucémicas 85

Complicaciones crónicas de la diabetes 91
Alteraciones vasculares 92
Macroangiopatía diabética 93
Microangiopatía diabética 97
Nefropatía diabética 97
Retinopatía diabética 99
Neuropatía diabética 100

El embarazo en pacientes diabéticas 105

OTRAS ALTERACIONES . . . .
Disminución de la resistencia a las infecciones . . .
Complicaciones cutáneas 1
Dermopatía diabética *(skin spots)* 1
Trastornos del aparato digestivo 1
Aparato urinario 1
Aparato genital masculino 1
Aparato genital femenino 1

EDUCACIÓN DEL PACIENTE
DIABÉTICO Y AUTOGESTIÓN 1

SITUACIÓN ACTUAL Y PERSPECTIVAS 1

GLOSARIO 1

Introducción

Este libro está dedicado a los pacientes diabéticos, es decir, a aquellas personas afectadas por una enfermedad que, aun cuando ya no implique consecuencias tan graves como en otros tiempos, no por ello ha dejado de ser una patología potencialmente peligrosa. La diabetes continúa siendo un factor que afecta de una manera sensible la vida y los hábitos del paciente, en tanto que le obliga a controlar la propia alimentación, a seguir un tratamiento de forma constante y, tal vez, a administrar el propio tiempo de manera diferente.

Con todo esto, no queremos decir que el diabético deba considerarse o ser considerado un inválido, ni tampoco que deba sentir un complejo de inferioridad ante los familiares y amigos «sanos». Esta enfermedad no debe condicionar la existencia de quien la sufre hasta el punto de convertirse en fuente de pesimismo y amargura, unos sentimientos que acaban por ser más graves que la propia enfermedad.

La diabetes es una enfermedad crónica que si bien es de difícil curación en el sentido más amplio del término —es decir, con la completa y total desaparición de la sintomatología—, no obstante hoy en día puede evitarse en la mayoría de los casos el peligro de complicaciones agudas tales como ceguera, gangrena de las extremidades o coma diabético. Todo aquellos males que con anterioridad al descubrimiento de la insulina, en los primeros años de nuestro siglo, representaban una consecuencia temible de la enfermedad y quizás el preludio del fin, hoy pueden curarse con un riguroso tratamiento médico prescrito por el especialista, que es el único que conoce el alcance real del problema.

En esta enfermedad, como normalmente ocurre con el resto de enfermedades, el éxito del tratamiento, las posibilidades de atenuar la gravedad de las manifestaciones patológicas y el hecho de evitar posibles complicaciones dependen esencialmente de la colaboración entre paciente y médico. No sirve de nada, por ejemplo, que el especialista establezca determinadas normas si el paciente no se aviene a ellas.

Con frecuencia los diabéticos están convencidos de poder excederse en la alimentación aumentando, después, la dosis de insulina o antidiabéticos orales; sería como lanzarse al fuego porque se tiene frío.

En realidad, salvo rarísimas excepciones, tan sólo se observa en pacientes graves una línea de comportamiento correcta, una atención constante a las prescripciones del médico y una actitud consciente y responsable.

La mayoría tiende, por el contrario, a minimizar la importancia de la enfermedad, aunque esta actitud no puede ser imputada tan sólo a la ignorancia ya que los profesionales y los medios de comunicación han dedicado grandes espacios y esfuerzos al problema.

La diabetes, en resumidas cuentas, debe considerarse como una lucha constante entre tres elementos: la enfermedad, el médico y el paciente, si bien los dos últimos están aliados contra la primera. Sólo si el paciente mantiene el pacto podrá hacer frente a la enfermedad. La diabetes, de hecho, debe estar siempre en jaque y no debe permitirse que emprenda una ataque relámpago que destruya el organismo en poco tiempo.

Si el paciente hace caso omiso de la enfermedad, pasando por alto las prescripciones del médico por lo que respecta al tratamiento médico y a las normas alimentarias e higiénicas pertinentes, conseguirá anular todo el esfuerzo del médico, que se verá obligado a combatir en dos frentes opuestos y contra dos enemigos: la enfermedad y el propio paciente.

Datos históricos

La diabetes es una enfermedad tan antigua como el mism hombre, aunque es probable que este síndrome, en su v riante más difusa, sea fruto de errores dietéticos, de u vida sedentaria y del cansancio o de la tensión nervio provocada por la vida moderna, factores todos ellos desc nocidos para nuestros antepasados, cuya única preocup ción era vivir. Nuestro sistema de vida restringe la activid física y modifica los hábitos alimentarios, lo que propicia aparición de la gota, los cálculos biliares y la obesidad, alt raciones todas ellas frecuentemente interrelacionadas concomitantes con la diabetes, si no determinantes en gra medida de una cierta predisposición a sufrirla.

Sin embargo, ya en la sociedad egipcia de los faraone encontramos por vez primera la descripción de una enfer medad que presenta una semejanza destacable con lo qu hoy llamamos diabetes. El papiro de Ebers (1550 a. de C. hallado en una tumba de la ciudad de Tebas, habla de l excesiva secreción de orina y de los medios para combatir la. Sabemos que este es un signo común a otras enferme dades, pero en este caso ha sido aceptado como un ejem plo de diabetes por la autoridad del doctor Agustí Pedro Pons (1898-1971), uno de los más célebres internista españoles.

En el siglo I de nuestra era, Aulo Cornelio Celso, autor de la obra *De Medicina* y personaje muy controvertido

(algunos lo consideran el «Cicerón de la medicina» o el «Hipócrates latino», mientras que otros lo definen como personaje de ingenio mediocre al que niegan incluso el título de médico), habla difusamente de la enfermedad, y le atribuye como síntoma principal el de la «emisión abundante de orina» *(orinae nimia profusio)* y añade que tal proceso es «indoloro pero caracterizado por el decaimiento» en tanto que provoca un acusado adelgazamiento del paciente y una intensa sensación de fatiga tanto física como mental.

Durante el siglo II se ocupó de esta enfermedad Areteo de Capadocia, quien parece haber acuñado el término *diabete* a partir de la palabra griega *diabeinen,* que significa «atravesar», «pasar a través», aludiendo a la rapidez con que los líquidos ingeridos son eliminados por el organismo enfermo. Sin embargo, este término cayó en desuso y no fue utilizado de nuevo hasta el siglo XVI cuando Bruno Seidel (1577), médico, poeta y humanista alemán, lo actualizó.

Por otra parte, la diabetes era ya conocida por la medicina oriental desde épocas muy remotas. En China predominaba una cultura caracterizada por su extremada ceremonia y protocolo, con tendencia a buscar elaboradas metáforas para cada expresión. La diabetes recibió, por consiguiente, el nombre de «la enfermedad de la sed». Este fenómeno, que en medicina se conoce como *polidipsia* («sed excesiva»), y en la que el paciente siente una gran necesidad de ingerir líquidos, es una consecuencia lógica de la poliuria (aumento de la diuresis) y viene determinado por la necesidad del organismo de restablecer su equilibrio hídrico.

Mientras en Europa el hecho quedaba totalmente desatendido, la medicina india había individualizado, ya en tiempos muy remotos, la presencia de una sustancia azucarada en las micciones de los afectados de poliuria. En el

Ayur-Veda, uno de los libros sagrados del hinduismo, se cita el sabor dulce de la orina de algunos pacientes que ejercía una fuerte atracción sobre las hormigas.

El interés por esta enfermedad no decayó ni en Oriente ni en Occidente. Su campo de acción se extendió, en mayor o menor proporción, a todo el mundo civilizado. El médico persa Abu 'Ali Ibn-Sina (980-1037), más conocido como Avicena, hombre de extraordinaria capacidad e inteligencia, fue autor a los veintidós años de un *Canon de Medicina,* texto básico de muchos estudios posteriores donde describe la gangrena diabética como una de las complicaciones diabéticas más temibles.

Entre los europeos debe citarse a una de las figuras más sabias, divertidas y pintorescas de la historia de la medicina: el suizo Philippus Aureolus Theophrastus Bombastus von Hohenheim (1493-1541), que se hacía llamar simplemente Paracelso. Según sus detractores —que a decir verdad fueron muchos—, con este nombre tenía la pretensión de situarse al mismo nivel que el romano Celso, a quien ya nos hemos referido. Su contribución al estudio de la diabetes fue la de obtener una «sal», que no ha podido identificarse, a partir de la evaporación de la orina de sujetos que acusaban poliuria.

De forma incompleta y lentamente se iban sumando las características de la enfermedad: poliuria, polidipsia, decaimiento, cansancio físico e intelectual, casos de gangrena y presencia de un residuo sólido observado con la evaporación de la orina.

En el siglo XVI, como ya hemos dicho, Bruno Seidel rehabilitó la palabra *diabetes*, reservando el término *poliuria* para otros trastornos, concretamente para la secreción excesiva de orina no acompañada de los fenómenos patológicos citados.

A finales del siglo XVII el médico inglés Thomas Willis (1621-1675) tuvo la idea de probar la orina de los diabéticos. En realidad, no sabemos si se trató de interés científico o de simple curiosidad, pero el hecho no debe escandalizarnos. En primer lugar, el concepto de higiene que tenían nuestros antepasados era muy diferente del nuestro, tanto que hasta una época relativamente reciente el hombre convivía sin mayores problemas con sus propios excrementos; en segundo lugar, para determinar la existencia de un sabor azucarado no se conocían otros métodos más allá del meramente organoléptico. Todo ello hizo que tal método (sobre todo entre los pacientes que hoy clasificamos como «económicamente débiles») perdurara hasta nuestro siglo, a pesar de la posibilidad de efectuar pruebas con reactivos químicos.

La experiencia de Willis fue repetida y confirmada un siglo más tarde por Dobson (1776), concluyendo que la orina de los pacientes contenía miel o azúcar, de donde viene el nombre de *diabetes mellitus*. Pocos años después, en 1778, Cowler demostró la existencia de lesiones pancreáticas en las necropsias efectuadas en pacientes afectados por la diabetes mellitus, mientras que William Cullen (1709-1790) estableció la primera diferencia fundamental en el ámbito de una enfermedad que, hasta entonces, había sido considerada única: podía hablarse de diabetes mellitus o de diabetes insípida, según se diera una mayor o menor presencia de sustancia edulcorante en la orina. Ello dio pie a la hipótesis de que podría tratarse, en efecto, de dos enfermedades diferentes, probablemente determinantes de alteraciones no relacionadas entre sí.

A fines del siglo XVIII los avances de la medicina se sucedieron prácticamente sin interrupción. El médico Giovanni Rollo, quien a pesar del nombre pertenecía al cuerpo sanitario del ejército inglés, describió, por ejemplo, la catarata diabética (1796), y Marshall (1798) señaló que en el aliento de algunos pacientes diabéticos se distinguía un olor a manzanas podridas.

Pero también el siglo XIX fue pródigo en descubrimientos en este campo. En 1815 Chevreul identificó el azúcar contenido en la orina de los pacientes como glucosa o azúcar de uva; en 1825 Gregory aisló la presencia de acetona en la orina del diabético comatoso; en 1850 Trummer y Frehling difundieron sus propios agentes químicos que permitían valorar la presencia de glucosa en la orina, tanto cualitativa como cuantitativamente; Lancereaux (1877) y su discípulo Lapierre (1879) establecieron la existencia de dos tipos de diabetes: el primero en forma grave y aguda con un acusado adelgazamiento, y el segundo en forma crónica, menos grave y, con frecuencia, acompañado de obesidad.

Claude Bernard (1813-1878), quien después de su fracaso como dramaturgo halló el éxito en el campo de la medicina convirtiéndose en un eminente fisiólogo creador de nueva escuela, estudió el glucógeno y la función glucogénica del hígado. A principios de nuestro siglo, en 1901, el médico estadounidense Eugene Lindsay Opie, que desde su juventud se dedicó al estudio de la anatomía y la fisiología del páncreas, apuntó por vez primera la estrecha relación existente entre la diabetes y la insuficiencia pancreática demostrando que la enfermedad se debía a una alteración de los islotes de Langerhans, las glándulas de secreción del páncreas descubiertas en 1869 por un simple estudiante de medicina que se convertiría posteriormente en uno de los más reputados investigadores de la época.

Ya antes de los estudios de Opie se tenía conciencia de la importancia del páncreas en la aparición de la diabetes (hecho confirmado a partir de los estudios anatomopatológicos en perros pancreatectomizados y en sujetos humanos enfermos) y se había llegado a pensar que la administración por vía oral de páncreas fresco o de extractos pancreáticos podía constituir una cura adecuada para la enfermedad. Dejaremos aquí de enumerar los estudios efectuados con poco éxito en este sentido, los cuales indujeron a tentar seguidamente la vía parenteral, inyectando extractos integrales de páncreas. Citaremos entre los pioneros de esta innovación terapéutica al italiano Capparelli, de la Universidad de Catania, cuya obra fue seguida por Battistini, de la Universidad de Turín, y por Vanni, de la Universidad de Módena. Estos precursores tuvieron que enfrentarse de nuevo a la habitual falta de medios y, según las palabras de P. Rondoni, otro insigne bioquímico italiano, «contra nuestra tendencia a no profundizar y a no insistir sobre las cosas». Sucedió que, a pesar de las pruebas indiscutibles de algunos resultados claramente favorables, tales estudios fueron abandonados. Más adelante Schultz y Scobolow demostraron que sólo el extracto puro de los islotes de Langerhans tenía poder hipoglicemizante. La enfermedad o, mejor dicho, su tratamiento, empezaba a salir de su fase empírica.

La entidad clínica de la diabetes la estableció el médico alemán Bernhard Naunyn, quien demostró la importancia del factor hereditario en la predisposición a la diabetes y estableció la subdivisión, aceptada durante muchos años, en tres formas principales en que se manifiesta la enfermedad: la juvenil, la adulta y la orgánica. Afirmó que el origen de las tres formas debía atribuirse a una alteración pancreática que impide la formación del glucógeno en las células hepáticas, proceso que describiremos más ampliamente en capítulos sucesivos.

Una vez aceptado el hecho de que la secreción glucorreguladora fuera producida por los islotes de Langerhans, en 1916 Schaeffer propuso darle el nombre de *insulina.*

De este modo, la sustancia se aisló en 1922 como resultado del trabajo del médico canadiense Sir Frederick Grant Banting (1891-1941), profesor de la Universidad de Toronto, galardonado con el Premio Nobel de Medicina en el año 1923, quien la obtuvo en estado puro partiendo del páncreas degenerado y después, con la ayuda de su colaborador Best, del páncreas de ternera en el quinto mes de gestación.

La insulina fue en su tiempo considerada, no sin razón, uno de los descubrimientos más importantes de la medicina de todas las épocas, ya que permitía salvar y prolongar millones de vidas, evitando la aparición de complicaciones que en un tiempo fueron capaces de llevar a una muerte inevitable a quien las sufría.

El inconveniente principal de esta sustancia es el de ser inactiva por vía oral, por lo que debe administrarse por vía subcutánea una o más veces al día, inyectándose a horas establecidas, lo cual en muchos casos causa al paciente una desagradable sensación de dependencia.

Este hecho ha empujado a los investigadores a desarrollar una serie de fármacos que puedan ser suministrados *per os* y que sean capaces de sustituir la insulina por la simple ingestión de pastillas, más cómoda y práctica.

Inicialmente se experimentó con algunas sustancias, que recordaremos a título de curiosidad, y que, aunque parecían ejercer alguna influencia sobre la glucemia han demostrado finalmente tener un valor escaso, si no nulo, para sustituir a la insulina. Se probaron preparados a base de azufre de ergotamina, de acetilcolina, de algunas vitaminas B, C y D, los cuales parecen ejercer una acción estimulante sobre la secreción de insulina, pero que no pueden considerarse fármacos hipoglucemiantes a todos los efectos.

De todas formas, los investigadores no desistieron en su empeño, produciendo un arsenal terapéutico de hipoglucemiantes (o antidiabéticos orales) de cuyas ventajas se hablará en capítulos posteriores.

Desde el momento en que, a pesar de la posibilidad de empleo, estos preparados no pueden aplicarse a ciertos tipos de diabetes mellitus, los investigadores han proseguido su camino sin descanso con la esperanza de encontrar el sistema más adecuado de suministrar insulina en condiciones de máxima analogía, con la función fisiológica de secreción del páncreas sano en una persona normal.

Se han conseguido grandes progresos en este sentido con la introducción en el campo terapéutico (por ahora sólo en el ámbito hospitalario, si bien parece que se han aplicado en algunos «ambulatorios piloto») de las llamadas *bombas de insulina* que la infunden por vía subcutánea en la pared abdominal a un ritmo constante y en la dosis necesaria para regular la glucemia y que puede aumentar en las situaciones que así lo requieran (como por ejemplo, antes de las comidas). Los resultados del control glucémico son muy buenos, existe sin embargo un peligro real de hipoglucemia severa, sobre todo *nocturna.*

En otro frente de acción, se ha llevado a cabo la construcción de un instrumento extremadamente sofisticado conocido con el nombre de *páncreas artificial* con la capacidad de efectuar, a intervalos de un minuto, la determinación de la glucemia y administración en el flujo sanguíneo de la cantidad de insulina y glucosa necesarias para obtener un valor de glucemia objetivo, sin perjudicar nunca la fisiología del páncreas.

En los últimos años ha entrado en la práctica clínica el trasplante de páncreas, que teóricamente es la terapia idónea de la diabetes mellitus puesto que permite restablecer la secreción pancreática de insulina y normalizar, por tanto, los niveles de glucemia.

La dificultad técnica ligada a este tipo de intervención quirúrgica es la necesidad de efectuar tratamiento antirrechazo con posibles efectos secundarios que han limitado este campo terapéutico sólo a los diabéticos insulindependientes con insuficiencia renal terminal, que son sometidos a doble trasplante: de páncreas y renal.

Hasta hoy se han practicado unos dos mil trasplantes de páncreas, cada vez con mejores resultados.

El trasplante de islotes de Langerhans, es decir, sólo del componente endocrino del páncreas, ofrece perspectivas interesantes, lo que nos permite seguir una intervención quirúrgica técnicamente fácil aun cuando, por desgracia, existen todavía algunos problemas por solucionar que hacen de esta una técnica experimental.

La investigación en este campo sigue, de todos modos, sin descanso, por lo que el futuro parece muy prometedor y se vislumbra el día en que esta enfermedad crónica e incurable podrá tratarse de forma radical.

Definición

Para la gran mayoría de personas, incluidos algunos diabéticos, la respuesta a esta pregunta resulta extremadamente sencilla: es «azúcar en la sangre». Una respuesta totalmente cierta e indiscutible, aunque también es cierto que todos tenemos azúcar en la sangre: sanos y enfermos, diabéticos y no diabéticos. La diferencia radica en la energía producida por ese azúcar.

Varios textos científicos, incluso los menos recientes, señalan una intolerancia a los carbohidratos (azúcares y almidones) que constituyen una parte esencial de nuestra alimentación. Por lo que respecta a esta «intolerancia», quizá sería mejor hablar de una «asimilación defectuosa».

La fuente principal de energía de la que dispone el organismo es la glucosa, es decir, el azúcar que circula en el flujo sanguíneo y que llega a todas las partes del cuerpo.

Los fisiólogos han demostrado que la molécula de carbohidrato ingerida, por muy complicada y voluminosa que sea, se desintegra gracias a las enzimas digestivas (acción ya emprendida en la cavidad oral) en una molécula mucho más simple: un azúcar monosacárido y pesado (glucosa, fructosa y galactosa, fácilmente convertibles unos en otros y destinados a transformarse en glucosa, el único circulante) que atraviesan las paredes intestinales pasando al flujo sanguíneo. De este modo, el sistema circulatorio transporta la glucosa a todas las células y con cuya combustión aportan la energía necesaria para la función vital de los tejidos y, en consecuencia, de todo el organismo.

Desde el momento en que, en general, la cantidad de carbohidratos ingeridos, y consiguientemente la cantidad de glucosa producida en la transformación, es superior a la necesidad inmediata del organismo, el excedente se almacena bajo la categoría «material de reserva», es decir, en forma de grasa o glucógeno (sustancia que produce la glucosa) en la musculatura y, sobre todo, en el hígado, donde puede llegar a ocupar el 2 o el 4 % del volumen total del órgano. Cuando las necesidades fisiológicas lo requieren, el glucógeno se transforma nuevamente en glucosa y pasa al flujo sanguíneo. Sucede, por tanto, que en el organismo se produce la siguiente reacción de forma constante:

$$\text{glucosa} \rightleftarrows \text{glucógeno}$$

De este modo, en la sangre se mantiene constante la proporción de un gramo de glucosa por un litro de sangre que, con ligeras oscilaciones, es la más indicada para el desarrollo de la economía del organismo.

En el paciente diabético tal equilibrio está alterado: la glucosa, ya sea ingerida directamente o a través de la transformación de los carbohidratos procedentes de la alimentación, no es absorbida por las células ni almacenada como reserva en forma de glucógeno o grasa. El organismo rechaza, consiguientemente, el exceso, eliminándolo a través de la orina y provoca la llamada glucosuria, uno de los signos más característicos de la enfermedad, que permite un diagnóstico precoz aun antes de aparecer otros signos más evidentes y peligrosos.

¿Por qué el organismo enfermo no está, entonces, en disposición de mantener este equilibrio metabólico indispensable para la salud?

Para responder a esta pregunta nos basaremos en la definición de la enfermedad dada por Alan J. Garber y Oliver E. Owen:

«La diabetes mellitus es una enfermedad compleja, caracterizada esencialmente por una insuficiencia absoluta o relativa de secreción de insulina o bien por una insensibilidad o resistencia de los tejidos al efecto metabólico de la insulina. La hipoglucemia es la consecuencia inevitable de este déficit en la secreción y acción de la insulina.»

En esta definición resulta claramente expresada, aunque entre líneas, la tendencia actual, más definida y aceptada cada día, de no considerar la diabetes como una única enfermedad, sino como un conjunto de varias formas producidas por diversos mecanismos y, si existen, por diversas causas de transmisión con el origen común en el metabolismo anormal de los carbohidratos y el déficit o la ausencia total de secreción, o bien de la eficacia reducida de la insulina.

En el intento de simplificar al máximo los datos acerca de la producción y los mecanismos de acción de la hormona citada, es imprescindible dar una idea aproximada del órgano que la produce: el páncreas.

El páncreas (del griego *pan,* «todo», y *kreas,* «carne») toma este nombre por su aspecto externo, perfectamente liso; tiene una forma alargada y se encuentra en el abdomen en posición retroperitoneal entre el estómago y la columna vertebral, en posición transversal. Es una glándula voluminosa situada profundamente, en contacto con la primera y la segunda vértebras lumbares. Comprende las partes siguientes: cabeza, cuerpo y cola. Puede distinguirse una parte más grande, llamada *cabeza,* situada en su parte derecha y en conexión con el duodeno en el que recoge el jugo pancreático que desempeña un papel determinante en las funciones digestivas, es una parte más sutil, separada por un estrangulamiento y caracterizada por una extremidad libre y flotante llamada *cola.* Su parte interna está dispuesta en forma de racimo, separada por pequeños lóbulos de tejido conectivo en los cuales se encuentran los cordones celulares llamados *islotes de Langerhans* en honor al científico que los descubrió. Las células beta de los islotes de Langerhans producen la importantísima secreción endocrina que ejerce una función fundamental en el metabolismo de los azúcares y que conocemos con el nombre de *insulina*.

Aunque hacía tiempo que se conocían las alteraciones que presenta el páncreas en las necropsias de pacientes diabéticos (la idea de que la glucosuria está ligada a una enfermedad de este órgano se veía ya en las palabras de Eichorts en su *Traité de Pathologie Interne* publicado en París en 1889, donde se decía que en el páncreas se habían observado degeneraciones adiposas, proliferación de tejido conectivo y la formación de concreciones que llevaban a la degeneración quística), fue mucho más tarde cuando empezó a relacionarse formalmente la diabetes con una disfunción de los islotes de Langerhans. Heigberg estableció que el volumen relativo que estos ocupan en la masa total del órgano es aproximadamente del 4,3 % en una persona sana, pero que puede reducirse al 1,2 % en algunos pacientes diabéticos. Naturalmente, todo esto se traduce en una disminución de la producción de insulina, secreción que resulta insuficiente para cubrir los niveles necesarios para el organismo.

El mecanismo de acción de la insulina es desde hace muchos años objeto de estudios profundos. Una vez se ha demostrado que *in vitro* resulta totalmente privada de acción glucolítica (en otras palabras, fuera del organismo no descompone la molécula de glucosa por lo que no se produce ningún desarrollo de energía), se ha pensado que por una parte favorece la formación del glucógeno, almacenado en el hígado y en los músculos, y que por otra aumenta de forma directa la combustión del azúcar de los tejidos en una acción combinada que no permite la libre circulación de excedentes.

La tesis que actualmente goza de mayor crédito es que la insulina aumenta la permeabilidad de la membrana celular de forma que en el seno de esta pueda darse la combustión de la molécula de glucosa que se transforma en la molécula que da vida a los tejidos (glucólisis). Esta capacidad de absorción por parte de la célula no se manifiesta sin la presencia de la insulina.

Otra causa puede derivarse de la carencia por parte de las células receptoras aptas, como veremos más claramente en el próximo capítulo.

Aunque se haya establecido perfectamente el mecanismo de aparición de la diabetes (déficit o utilización deficiente de la insulina) ignoramos todavía la etiología de esta enfermedad, las razones que producen los trastornos citados y las causas que alteran la producción normal de insulina por parte de la glándula, o su rechazo por parte de las células del organismo.

Clasificación

CLASIFICACIÓN DE LA DIABETES Y DE LOS ESTADOS DE TOLERANCIA ALTERADA DE LA GLUCOSA

Diabetes Mellitus (DM)
- Tipo I = Diabetes insulindependiente (DMID)
- Tipo II = Diabetes no insulindependiente (DMNID)

Otros tipos de diabetes
- Tolerancia alterada a la glucosa (TAG)
  - — No obeso
  - — Obeso
  - — Asociado a ciertas condiciones o síndromes
- Diabetes gestacional (DMG)

Situaciones de riesgo para la diabetes
- Anomalía previa de la tolerancia a la glucosa (pre-AGT)
- Anomalía potencial de la tolerancia a la glucosa (post-AGT)

En 1985 la OMS clasificó la diabetes de la siguiente forma: *Tipo I* o diabetes mellitus insulindependiente; *Tipo II* o diabetes mellitus no insulindependiente; y, finalmente, diabetes mellitus secundaria.

Diabetes mellitus insulindependiente (DMID) o Tipo I

En esta forma de manifestación, la secreción de insulina es, bajo todos los aspectos, insuficiente o nula.

La enfermedad, que puede presentarse a cualquier edad, se manifiesta por lo general antes de los 40 años, frecuentemente antes de los 10 y con mayor intensidad entre los 12 y los 16, o sea, en coincidencia con la pubertad. Se han encontrado casos extremadamente precoces que son, por lo demás, muy raros.

La sintomatología inicial es la clásica, ya conocida en el pasado: poliuria, polidipsia, pérdida de peso y fatiga tanto física como intelectual. Por otro lado a veces aparece como una *cetoacidosis* diabética después de pocas semanas, completándose así un alarmante cuadro que induce al paciente a someterse al tratamiento del médico. Quizás el coma cetoacidótico puede constituir la aparición clínica de la enfermedad.

No se conoce con exactitud el origen de esta descompensación. El hecho de que en la mayor parte de casos no existan precedentes de diabetes en la familia y que sólo en el 50 % de los casos la enfermedad se manifieste en ambos gemelos monocigóticos, nos llevaría a descartar *a priori* la idea de una herencia genética. Muy recientemente se ha probado la asociación de la diabetes insulindependiente con la presencia de algunos antígenos glucoproteínicos de la membrana de los linfocitos humanos (HLA) codificados por genes situados en el cromosoma 6.

Otro factor que parece adquirir especial relevancia en el desarrollo de la enfermedad son las infecciones víricas (parotiditis, hepatitis, mononucleosis infecciosa, etc.). Esta consideración fue formulada en 1920 por Gordensen, quien hizo notar cómo una epidemia de parotiditis coincidía con la aparición de un elevado número de casos de los que en aquellos tiempos se conocía como diabetes juvenil. En el páncreas de un niño sano que falleció de cetoacidosis diabética se aisló el coxsackievirus B4 y se inoculó a animales de laboratorio que desarrollaron a su vez diabetes. La frecuente asociación de la diabetes mellitus con otras enfermedades autoinmunes ha hecho sospechar que también en la diabetes existen factores autoinmunitarios. Se ha probado, de hecho, que en un elevado número de diabéticos insulindependientes se hallan anticuerpos dirigidos contra las células beta de los islotes de Langerhans.

Este tipo de diabetes, siendo el más grave, afecta sólo al 15 % de los pacientes afectados por diabetes mellitus.

CARACTERÍSTICAS DE LA DIABETES MELLITUS INSULINDEPENDIENTE

— Carencia de insulina endógena.
— Aporte necesario de insulina exógena.
— Tendencia a la cetoacidosis en condiciones de vida normales.
— Aparición preferente en la juventud, pero posible a cualquier edad.
— Frecuente presencia de anticuerpos contra la insulina y proinsulina a la aparición de la enfermedad.
— Asociación con tipos particulares de HLA (DR3 o DR4).

Terminología precedente: D. juvenil; D. magra; D. cetoacidótica; D. inestable o fugaz.

Diabetes mellitus no insulindependiente (DMNID) o Tipo II

Corresponde a lo que se clasificó como diabetes de la edad adulta, ya que generalmente se manifiesta después de los 40 años y con frecuencia tiende a aumentar con la edad.

Que se trate de una enfermedad totalmente diferente a aquellas que hemos tratado en la *diabetes Tipo I,* lo demuestra el hecho de que la secreción pancreática de insulina no resulta sensiblemente reducida; en la mayor parte de casos resulta del todo normal si no aumenta con relación al nivel fisiológico. Se trata, por tanto, de una respuesta reducida de los tejidos a la acción de la insulina, por lo cual la glucosuria y la hiperglucemia se deben a causas totalmente distintas.

Las teorías más recientes atribuyen esta negatividad celular a la acción de la insulina a un defecto de los receptores celulares de esta hormona. Actualmente se empieza a saber algo acerca de las características de estos receptores y los mecanismos por los que actúan.

A diferencia del tipo de diabetes analizado anteriormente, el no insulindependiente tiene un comienzo insidioso a lo largo de semanas y, con frecuencia, no se descubre hasta que, por cualquier otro motivo (un examen normal de control, una visita médica antes de firmar una póliza de un seguro de vida, etc.) se detecta su existencia.

Un factor al que se le concede gran importancia en la génesis de esta forma de diabetes es el hereditario, hecho indiscutible desde hace más de un siglo. El aspecto curioso viene dado por las modalidades irregulares e imprevisibles con que este factor genético se presenta. En algunos casos la enfermedad puede, de hecho, afectar a todas las generaciones que se van sucediendo; tal vez afecta a todos los miembros de la familia o a su mayor parte; en otros casos afecta a personas o generaciones aisladas. Recientemente ha aparecido la hipótesis de la herencia multifactorial (alimentación, estilo de vida, etc.) que, como veremos, desempeña un papel determinante en este sentido y se reparte entre los miembros de la familia.

Es la más frecuente; se da en el 85 % de los casos y se asocia con frecuencia a la obesidad.

CARACTERÍSTICAS DE LA DIABETES NO INSULINDEPENDIENTE

— Con frecuencia asociada a la obesidad (60-90 %), aunque a veces no es determinante *(Tipo 2A)*.
— Insulinemia, normal o aumentada (aunque menor de lo esperado según el nivel glucémico y el déficit relativo de insulina).
— Ausencia de cetosis en condiciones de vida normales.
— Aparición preferente después de los 40 años, pero posible a cualquier edad.
— Por lo general no depende de insulina exógena.
— La terapia insulínica puede ser necesaria en algunos casos para el control de los síntomas y la hiperglucemia.
— Frecuente transmisión hereditaria (autosómica dominante).
— La concordancia en los gemelos monocigóticos es del 100 %.

Terminología precedente: D. de la madurez (MOD); D. grasa o del obeso; D. estable; D. no cetoacidótica; D. no insulindependiente del joven (Maturity Onset Diabetes Young).

Diabetes mellitus secundaria

Se trata de una condición patológica que no corresponde a los criterios que hemos descrito en los dos tipos de enfermedad examinados anteriormente. En este caso la diabetes puede deberse a cualquier enfermedad capaz de provocar una alteración en la secreción de insulina o un antagonismo a los efectos de la insulina misma. En este grupo caben, por tanto, todas las formas de diabetes causadas por enfermedades pancreáticas, hepatopatías, fármacos u otros síndromes endocrinos. La diferencia fundamental respecto a los tipos de diabetes anteriores reside en su carácter «secundario». Ello significa que en tal caso la enfermedad desaparece cuando se elimina, si es posible, la causa primaria o principal.

OTROS TIPOS DE DIABETES
Y DE TOLERANCIA ALTERADA DE LA GLUCOSA

— De pancreopatías (pancreatectomía, pancreatitis, hemocromatosis).
— De endocrinopatías (síndrome de Cushing, acromegalia, feocromocitoma).
— De fármacos y productos químicos (clorotiazidas, fenitoína, corticoides).
— Alteraciones de los receptores de insulina (*acantosis nigricans* con insulinresistencia).
— De síndromes genéticos particulares (ataxia-telargiectasia, diabetes lipoatrófica, distrofia miónica, lipodistrofia, síndrome de Down, síndrome de Turner, síndrome de Klinefelter).
— Miscelánea.

Terminología precedente: D. secundaria.

Patogenia de la diabetes mellitus

Se han realizado innumerables investigaciones con el fin de aislar las causas de la aparición de la diabetes en sus diversas formas. Aun cuando en algunos casos hemos conseguido obtener algún dato más o menos concreto, de la etiología sabemos todavía muy poco.

Aunque hemos comentado ya algunos de estos agentes, endógenos y exógenos, creemos interesante profundizar en el argumento dada su extraordinaria importancia.

Todo ello es indiscutiblemente así a pesar de los progresos en el campo terapéutico y de todos los esfuerzos de las organizaciones médicas para poner freno a una enfermedad que produce graves daños no sólo al sujeto afectado, sino también a la estructura socioeconómica del país (elevados costes de la terapia, absentismo, incapacidad o disminución del rendimiento laboral), a pesar de la amplia divulgación desde los medios de comunicación acerca del riesgo de la enfermedad en su estado avanzado y acerca de la conveniencia de detectarla en su inicio, cuando es todavía controlable. No se puede discutir que la diabetes es una enfermedad que ha aumentado progresivamente en las últimas décadas como consecuencia de varios factores: el envejecimiento de la población, la mayor esperanza de vida del diabético, la mayor fecundidad actual de las mujeres diabéticas, el aumento de la obesidad, el aumento del consumo de azúcares, así como otros factores desconocidos.

Según estudios recientemente publicados por la OMS, esta enfermedad afecta entre el 1 y el 2 % de la población mundial. Hay que tener en cuenta también que por cada diabético conocido existe otro desconocido. Nótese que este dato corresponde a los habitantes de todo el planeta, y no toma en consideración las condiciones ambientales ni sociológicas en los distintos países del mundo.

Según Garber y Owen, en Estados Unidos el número de diabéticos se estima en torno al 3 % de toda la población. La diabetes mellitus y sus complicaciones ocupan el octavo puesto entre las causas de mortalidad de nuestro país, y el primero en orden de frecuencia en la aparición de lesiones oculares que conducen a la ceguera total en la edad adulta.

Nada más lejos de nuestra intención que asustar al lector con un panorama catastrófico y pesimista. Nos limitamos a dar las cifras derivadas de estudios epidemiológicos; por nuestra parte concluimos que, de hecho, se trata de cifras muy preocupantes. El paciente, sin embargo, no debe olvidar que cuenta con un aliado valiosísimo, la insulina, que en sus diversas formas y dosificada con el sabio conocimiento del especialista, o quizá sólo con una dieta adecuada y una actividad física adecuada, puede garantizar una existencia longeva y casi normal. Ello será posible si el paciente, por su parte, colabora intentando no cometer errores y recordando que la diabetes es una enfermedad muy «personal», en el sentido de que requiere toda la fuerza de voluntad y todos los mecanismos de defensa para poder ser vencida.

Analizaremos seguidamente algunas hipótesis sobre la etiología de las diversas formas de diabetes mellitus.

Diabetes mellitus Tipo I o DMID

Respecto a la etiología de la diabetes mellitus Tipo I —es decir, la insulindependiente—, no podemos añadir mucho a lo ya dicho. Existen varias hipótesis para intentar explicar el daño sobre la célula beta que hace deficiente o nula la secreción de los islotes de Langerhans o que llega a provocar su atrofia. Es posible que la destrucción de las islas pancreáticas sea debida a la autoinmunidad o a un agente viral singular o a una toxina, sobre un sujeto susceptible.

Diabetes mellitus Tipo II o DMNID

No podemos hacer las mismas afirmaciones para la diabetes mellitus Tipo II —la no insulindependiente—, puesto que tratándose de una enfermedad crónica y de gravedad decididamente menor respecto a la del tipo anterior (que en la época precedente al descubrimiento de la insulina era mortal) ha permitido realizar estudios mucho más completos y minuciosos.

En este tipo de diabetes parecen existir algunos factores que se presentan de forma permanente y que reseñamos seguidamente.

Factores genéticos

El mecanismo de herencia no es conocido, pero la influencia genética es notoria. Actualmente existe una cierta tendencia a considerarla como una consecuencia de hábitos alimentarios y circunstancias ambientales determinados y no de una simple herencia genética.

Según estudios recientes, en esta forma de diabetes existe una herencia multifactorial (es muy probable que existan varios genes implicados, aunque todavía no se ha identificado el candidato preciso), por lo que situaciones que van acompañadas de un aumento de la necesidad de insulina, como la obesidad o los embarazos múltiples, pueden operar como factores desencadenantes hasta inducir a la aparición de la diabetes incluso en sujetos con escasa susceptibilidad genética.

Un número suficiente de pruebas a favor de la existencia de un factor genético viene dado por el hecho de que este tipo de diabetes se manifiesta en el 100 % de los gemelos monocigóticos.

La influencia hereditaria parece clara también en la frecuencia con que, desde siempre, esta enfermedad se manifiesta en las comunidades judías, tal vez a causa de la abundancia de matrimonios consanguíneos que se repiten de generación en generación por motivos religiosos.

Como consecuencia de los estudios e investigaciones realizadas sobre la herencia, se ha analizado también el componente de las características étnicas. Se ha podido comprobar que no existe inmunidad o predisposición en relación con el grupo étnico al que pertenece el sujeto afectado. El número de diabéticos entre personas afroamericanas que viven en Estados Unidos no difiere, por ejemplo, del de los pertenecientes a comunidades que viven en el mismo hábitat (hispanas, anglosajonas, orientales, etc.), mientras que resulta infinitamente más elevado respecto a aquel de los propios congéneres de Nigeria u otros lugares de procedencia.

Un fenómeno análogo se ha observado entre los japoneses y sus descendientes emigrados a las islas Hawai, donde puede registrarse un sensible aumento de personas afectadas, que supera en proporción notable el número de diabéticos japoneses originarios que permanecieron en su país.

Todos estos datos sugieren que se está ante un caso de herencia, que constituye un elemento importantísimo en la aparición de la enfermedad, sin descuidar el relevante papel desempeñado por los factores ambientales de la civilización moderna (sobre todo una dieta rica en hidratos de carbono y grasa, así como una vida sedentaria).

Factores ambientales

La obesidad es frecuente (el 80-90 % de los pacientes con DMNID son obesos) en la aparición de la diabetes en el adulto, que durante muchos años ha sido llamada por numerosos autores *diabetes grasa.*

Los factores que determinan una predisposición de la obesidad que, como la misma diabetes, se manifiesta hacia los 40-60 años, parecen obedecer a causas diversas, de origen tanto endógeno como exógeno, que con frecuencia se suman.

Las causas más usuales de obesidad son la ausencia de control en la ingestión de calorías que superan la necesidad diaria, una limitación en el trabajo físico, la renuncia a la práctica de deporte y una cierta tendencia a descuidar el aspecto físico, considerando el «conservar la línea» como una preocupación juvenil.

La coincidencia de la obesidad con la diabetes del adulto, que se manifiesta con particular insistencia en la mayor parte de las historias clínicas de los enfermos, aparece de forma especial en los luchadores de sumo japoneses, obligados por razones profesionales a llevar un régimen alimentario que supera las 6.000 calorías diarias, de las cuales el 80 % se ingiere en forma de hidratos de carbono. Los entrenamientos son intensos y duros, pero de poca duración, por lo que el porcentaje de diabéticos entre quienes practican este deporte resulta ser diez veces más elevado que en el resto de la población. Se calcula que el 25 % de los luchadores sufre retinopatía diabética, una gravísima afección de los órganos de la vista que lleva a la ceguera irreversible.

Por tanto, es evidente que existe una estrecha relación entre la obesidad y la diabetes. Parece que el páncreas se encuentra expuesto a una sobrecarga funcional a la cual no puede responder debidamente, mientras que las células muestran una sensibilidad reducida a la insulina.

Otros tipos de diabetes

Diabetes mellitus secundaria

En el caso de la diabetes mellitus secundaria, que difiere de las formas precedentes por la ausencia de características típicas (no se trata de una enfermedad crónica, aparece a cualquier edad, no está ligada a precedentes familiares del paciente, etc.), la hipoglucemia o la intolerancia a los hidratos de carbono no son manifestaciones primarias de la enfermedad, que acepta los agentes causales más diversos.

Entre los procesos patológicos capaces de desencadenar una diabetes secundaria se distinguen varios tipos:

a) los debidos a una reducción de la secreción de insulina;
b) los debidos a alteraciones de la acción de la insulina;
c) los debidos a mecanismos desconocidos.

No nos detendremos en una descripción detallada de cada uno de estos grupos, dado que su determinación corresponde al diagnóstico del especialista; aquí nos limitaremos a indicar que el primer tipo incluye las pancreatectomías, las pancreatitis, las fibrosis quísticas del páncreas, o sea, aquellos procesos patológicos que lo dañan e impiden que produzca la cantidad de insulina necesaria para el normal metabolismo de los hidratos de carbono.

Al segundo corresponden defectos de los receptores insulínicos, la formación de anticuerpos contra tales receptores y las enfermedades en que se da una hipersecreción de hormonas contrainsulares.

El ámbito del tercer tipo comprende un elevado número de enfermedades responsables de la aparición de la hipoglucemia con mecanismos desconocidos y que con frecuencia son comparables a alteraciones en el desarrollo físico y mental de la persona, como por ejemplo el síndrome de Down, el síndrome de Klinfelter (hipogonadismo masculino, con atrofia testicular y azoospermia) y el síndrome de Turner (agenesia ovárica, acompañada de retrasos en el crecimiento y el desarrollo sexual). Entre estas debemos enumerar también los casos de enanismo con desarrollo genital incompleto.

Por lo que respecta a los fármacos que alteran la tolerancia del organismo a los hidratos de carbono, existen algunos diuréticos hipotensivos como los beta-bloqueadores, los quimioterápicos, los antidepresivos y los contraceptivos orales. La conocidísima «píldora», que modifica la actividad hormonal, es una causa frecuente de aparición de numerosas alteraciones metabólicas; algunas mujeres que la usan han podido observar, aparte de otras molestias (disfunciones hepáticas, acentuada disminución de la libido), la aparición de intolerancia a los hidratos de carbono o de diabetes.

Diabetes gestacional

Desde hace algunos años se ha difundido la práctica sistemática de determinar la curva de la glucemia de cada gestante, sobre todo (si no se ha hecho anteriormente) durante el tercer trimestre de gestación.

Este análisis es importante en tanto que algunas mujeres durante la gestación, sin ningún precedente que pudiera hacer sospechar la presencia de una diabetes latente, manifiestan una glucemia exageradamente elevada; probablemente este hecho viene determinado por el estrés metabólico que comporta la gestación. La placenta, órgano de unión entre la madre y el feto, produce hormonas que provocan la hiperglucemia que el organismo no es capaz de eliminar con un mayor aporte de insulina.

Según algunos autores, la diabetes gestacional afecta alrededor del 3 % de las mujeres gestantes y la posibilidad de su aparición debe ser siempre contemplada cuando existen precedentes personales o familiares con relación a la enfermedad.

Un ulterior motivo de sospecha puede estar representado por precedentes de embarazos interrumpidos por aborto espontáneo, del nacimiento de fetos muertos y de anomalías congénitas en neonatos prematuros. Algunos autores también añaden a estos factores de sospecha el sobrepeso de algunos neonatos.

En general, las pacientes vuelven a condiciones de normalidad después del embarazo, aun cuando la hiperglucemia puede persistir durante un tiempo en el puerperio. Hay que tener en cuenta siempre que la presencia de una diabetes gestacional confiere a la paciente un riesgo para desarrollar una genuina diabetes mellitus bajo la forma más frecuente de Tipo I.

Prevención

Ha llegado el momento de afrontar el aspecto más complejo y difícil de la enfermedad o, mejor, las enfermedades de las que nos estamos ocupando.

Profilaxis significa prevenir, proteger, evitar los posibles ataques de enemigos que amenazan nuestra salud y nuestra vida; en el caso de la diabetes el control metabólico estricto puede evitar el desarrollo de las complicaciones diabéticas (prevención primaria) y la progresión de las lesiones preexistentes (prevención secundaria), tal y como ha demostrado el Diabetes Control and Complications Trial (DCCT).

Diabetes mellitus Tipo I

Ya hemos visto que por lo que respecta a la forma más aguda y grave de la enfermedad, la diabetes mellitus Tipo I, nos encontramos frente a la duda acerca de los factores desencadenantes de la enfermedad.

Naturalmente, esta incertidumbre coloca a la medicina profiláctica en una condición de decidida inferioridad. Es, de hecho, imposible luchar contra un enemigo de curso insidioso y desconocido, cuyas armas de ataque todavía no se han definido bien puesto que pueden asumir aspectos tan diversos como el de anticuerpos, antígenos, infecciones virales o cualquier otro agente diabetógeno aún no identificado.

Es probable que en un futuro quizá no lejano se consiga conocer la causa exacta de esta alteración hormonal y que la enfermedad pueda, entonces, ser prevenida. De qué forma no se sabe, pero desde el momento en que esta posibilidad ha sido real para diversas enfermedades en otro tiempo consideradas plagas capaces de destruir miles de vidas, puede esperarse que lo mismo suceda con la diabetes mellitus Tipo I.

Diabetes mellitus Tipo II

En el caso de la diabetes mellitus Tipo II la situación es decididamente más clara. Sabemos, por ejemplo, que existen determinados factores que, si bien no de modo exclusivo, desempeñan un papel muy importante en la aparición del trastorno. Ya hemos mencionado los principales: la influencia genética y la obesidad.

Lógicamente, no puede lucharse radicalmente contra el factor genético. Sin embargo, aun cuando estemos al corriente de una cierta predisposición familiar, deberemos hacer lo posible para que a esta no se añadan otros elementos nuevos que podrían provocar el desarrollo de la enfermedad o un empeoramiento del estado.

Un procedimiento profiláctico posible, independientemente de los precedentes familiares que puedan hacer temer la aparición de la diabetes, es el de no aumentar de peso, siguiendo un régimen equilibrado y observando un sistema de vida que no favorezca la aparición de la obesidad.

La idea no es nueva. Ya en el siglo pasado el médico italiano Arnaldo Cantani (1837-1893), en su obra *Terapéutica especial de las enfermedades de la nutrición* (1873), afirmaba que el abundante consumo de azúcares y de sustancias ricas en hidratos de carbono, combinado con una escasa actividad física, favorecía el desarrollo de la diabetes. Cantani exponía además cómo se podía demostrar fácilmente el hecho de que los obesos y las personas afectadas de cálculos o gota eran también con frecuencia diabéticas. La medicina actual confirma estas tesis ya centenarias, especificando que la enfermedad se encuentra con mayor frecuencia entre las clases acomodadas, con una vida sedentaria y que comen más, y haciendo observar cómo en los conflictos bélicos se observa en todos los países beligerantes una disminución de la mortalidad y de la frecuencia de la diabetes a causa de la reducción forzosa de las raciones alimentarias (Ullman). Después de las guerras la enfermedad cobra nuevo auge a medida que mejora la calidad de la alimentación (Brugsch). En publicaciones recientes se puede leer que más del 90 % de los diabéticos adultos no insulindependientes presenta un exceso de peso (R. C. Cantù, 1984) y que paralelamente al desarrollo de un país aumentan los casos de diabetes debido a un mayor consumo de hidratos de carbono refinados y a un mayor número de personas que sufren obesidad (Del Hoyo, 1985).

De todo ello se deduce que un método para preservar de la diabetes cuando se acerca la edad crucial (que, como ya hemos indicado, se sitúa entre los 40-60 años) es evitar la obesidad y mantenerse, en lo posible, dentro de los límites de peso ideal. Cuando el aumento de peso no corresponde a causas endocrinas (entre el 1 y 2 % de los casos), y si es debido a excesos en la alimentación, bastará con seguir un régimen dietético para eliminar tal sobrecarga adiposa, perjudicial para nuestro organismo en muchos aspectos. En un régimen dietético tal, es necesario practicar ejercicio físico.

Debe tenerse en cuenta otro aspecto muy importante: la obesidad determinada por excesos y errores en la alimentación no se produce de forma aguda, como sucede con una neumonía o un simple resfriado. Se trata de un proceso relativamente lento que se percibe de modo casual cuando, por ejemplo, en el cambio de estación uno se da cuenta de que ya no le caben aquellos pantalones que le sentaban tan bien el año anterior.

Por tanto, es bueno controlar el propio peso con una cierta frecuencia para mantenerlo siempre dentro de los límites aconsejados y también porque, tanto desde el punto de vista sanitario como desde el estético, es menos perjudicial no engordar que tener que adelgazar.

En consecuencia, llevar una alimentación controlada, tanto en cantidad como en calidad, no dejando de considerar otro aspecto también importante para prevenir el peligro de la obesidad y, por tanto, para completar la profilaxis contra la aparición de la diabetes: la actividad física.

Tampoco este concepto es nuevo. Lo citaba ya Cantani, pero si queremos remontarnos a épocas más lejanas podemos encontrar referencias en las curas contra «la enfermedad de la sed» de Jiao Yuan-Fang, médico chino de la dinastía Sui que vivió alrededor del año 600 antes de nuestra era.

Salvo algunas laudables y raras excepciones, los latinos y los mediterráneos no son grandes amantes de la actividad física y, sobre todo, llegando a una cierta edad tienden a abandonar el deporte antes practicado, intentando cansarse lo menos posible.

Es, por demás, frecuente que algunos profesionales del deporte, una vez retirados de la competición, abandonen completamente la disciplina deportiva acumulando peso de forma vertiginosa. Y la aparición de la obesidad debida por tanto a este sedentarismo conlleva el peligro de la diabetes.

La actividad física, obligando a las células a un mayor consumo de glucosa, no tan sólo supone un método preventivo, sino que constituye una verdadera cura para la enfermedad y uno de los métodos más indicados para el control de la hipoglucemia.

Sintomatología

¿Qué síntomas pueden hacer sospechar la presencia de la diabetes mellitus?

La sintomatología se manifiesta de formas muy variables según el tipo de enfermedad. Más allá de esto y aparte de la hiperglucemia y la glucosuria, que se evidencia sólo cuando se efectúa una visita médica completa, existe un síndrome común que se manifiesta con diversos síntomas y con mayor o menor intensidad según la gravedad del caso.

Poliuria

Es este un fenómeno que ya hemos mencionado y que constituye uno de los indicios más espectaculares y evidentes de la existencia de la enfermedad; causa trastornos en la vida laboral y social del paciente, interrumpiéndole el sueño y obligándole a realizar frecuentes y abundantes micciones.

En una persona normal la emisión de orina oscila entre los 1,2 y los 1,8 litros al día; en el diabético, el volumen total de orina puede alcanzar entre 3 y 5 litros.

La poliuria responde a la necesidad del organismo de eliminar la glucosa excedente e inutilizable que, dada la situación patológica, se ha ido acumulado en la sangre. Por un mecanismo especial de defensa la sangre, intentando mantener la propia fluidez, absorbe el agua de los tejidos para disolver la glucosa. Esta gran cantidad de líquido llega al nivel renal y se elimina mediante la diuresis, eliminándose así el exceso de azúcar en el organismo.

Polidipsia

La polidipsia representa la consecuencia inmediata en la defensa contra la poliuria. Desde el momento en que el organismo no puede compensar rápidamente el exceso de pérdida hídrica, el proceso descrito anteriormente podría llevar a la deshidratación y, por consiguiente, debe entrar en funcionamiento como señal de alarma la sed, que obliga a la ingestión de grandes cantidades de líquido.

En el diabético la sed es con frecuencia un proceso angustiante y en algunos sujetos provoca una sensación de quemazón en la mucosa orofaríngea. Tal condición se agrava si el paciente, ignorando el origen del fenómeno que lo atormenta, tiende a aplacar la sensación de quemazón y de necesidad de líquido con la ingestión de bebidas azucaradas (leche, naranjada, limonada, etc.) que aumentan la hiperglucemia y, en consecuencia, empeoran los síntomas.

Con un tratamiento adecuado este síntoma desaparece en proporción directa a la poliuria.

Polifagia

La mala asimilación de una notable proporción de los alimentos ingeridos, determinada por el hecho que la reacción *glucosa* $\rightleftarrows$ *glucógeno* no se produce con normalidad (en tanto que el azúcar en exceso no penetra en el interior de las células y no se almacena en forma de glucógeno en los músculos y el hígado, y los hidratos de carbono no pueden actuar como portadores a causa de esta deficiencia del metabolismo), hace que el diabético viva atormentado por una constante sensación de apetito que le obliga a una ingestión excesiva de alimentos. A pesar de ello, este fenómeno va acompañado de una continua pérdida de peso que puede llevar al paciente a un adelgazamiento patológico, que puede ser de 4 a 6 kg en un mes.

Astenia

Esta es la molestia que con mayor frecuencia lleva al paciente a visitar al médico con la esperanza de encontrar una solución a esa sensación indefinida que le provoca malestar y que en los niños provoca una pérdida de vitalidad y de ganas de jugar.

La causa primera de este síntoma debe buscarse en la incapacidad de asimilar los principios energéticos a que nos referíamos anteriormente. Como resultado, las células carecen de la fuente vital que constituye la combustión de la glucosa que pasa a su interior. Es fácil que la aparición de la diabetes vaya acompañada de una sensación de fatiga muscular que provoca en el paciente una pesadez de las extremidades y la incapacidad de realizar esfuerzos ni siquiera ligeros. Con frecuencia, se añade a esta fatiga orgánica invencible que induce a abandonar los propios deberes habituales y a hacer una montaña de un grano de arena.

Este síndrome diabético es muy característico cuando se suman los cuatro síntomas descritos y, por tanto, debe sospecharse inmediatamente, aunque no se debe pensar necesariamente que una persona que orine mucho o beba grandes cantidades de líquido y manifieste un gran apetito o sensación de fatiga física o intelectual deba ser un diabético. Estos fenómenos pueden venir determinados por las causas más diversas: en el caso de que la sintomatología se presente combinada será indispensable dirigirse inmediatamente al médico, quien podrá establecer y confirmar el diagnóstico valorando la entidad de la molestia y prescribir el tratamiento más indicado.

Las modalidades de manifestación de la enfermedad y su sintomatología difieren en múltiples aspectos según los diversos tipos de diabetes.

Diabetes mellitus insulindependiente o Tipo I

Debe quedar claro que con frecuencia también la diabetes no insulindependiente puede presentarse o comenzar como la insulindependiente.

A pesar de que la diabetes Tipo I puede presentarse a cualquier edad, en la mayor parte de los casos su aparición se produce en el periodo de la juventud o la adolescencia, si no lo hace en la infancia. La manifestación de la enfermedad puede describirse sin lugar a dudas como «explosiva», con la instauración de una sintomatología repentina y violenta (Joslin) en el plazo de pocas semanas y con características de tal gravedad que antes del descubrimiento de la insulina el curso de la enfermedad era muy breve y culminaba, rápidamente, en un coma diabético.

En la era preinsulínica la supervivencia estaba limitada a un periodo variable entre pocas semanas y algunos años.

Y, si bien es cierto que en el Tipo I la frecuencia de los episodios de coma están en proporción de 10 a 1 respecto al Tipo II, también lo es que el índice de mortalidad resulta en el primer caso inferior. Es un hecho que actualmente son muy numerosos los pacientes que sobreviven a repetidos episodios de coma, por lo que estos últimos no se manifiestan más que como sintomatología inicial, ni tampoco sorprende al médico desarmado como sucedía en el pasado.

Como regla general, los trastornos iniciales no difieren esencialmente de los indicados como comunes a los dos tipos de diabetes: poliuria, polidipsia y fatiga física e intelectual que se manifiestan con una intensidad muy elevada y características alarmantes. Todo ello induce a acudir a la consulta del médico durante mucho tiempo, evitando en lo posible las complicaciones y el agravamiento y rápida evolución de la enfermedad.

En un tiempo, cuando se manifestaba en la infancia, la diabetes venía acompañada de un cierto retraso en el crecimiento físico. Hoy en día el crecimiento de los niños diabéticos es comparable al de la población normal.

Diabetes mellitus no insulindependiente o Tipo II

Este tipo de diabetes aparece en general de forma muy lenta y frecuentemente se detecta tan sólo en el curso de una visita de reconocimiento ordinaria.

Las historias clínicas pasadas y recientes indican que frecuentemente se asocia a la obesidad, presente de hecho en un elevadísimo número de casos. Todos los estudiosos e investigadores, normalmente tan opuestos en la defensa de sus propias teorías, muestran en este caso acuerdo unánime.

No tan unánime es el acuerdo acerca de los trastornos digestivos, que resultan, sin embargo, tan recurrentes que nos inducen a pensar que son reales. Numerosos autores hablan de la aerofagia, meteorismo, vómito, acidez, alteraciones en el sentido del gusto, alteraciones en la defecación con alternancia de estreñimiento y diarrea. Es probable que, en este caso, más que alteraciones de la diabetes, estemos tratando con consecuencias de las complicaciones diabéticas, como la neuropatía autonómica y la angiopatía.

Uno de los síntomas que pueden hacer sospechar la existencia de una forma de diabetes es uno muy fácilmente individualizable puesto que se manifiesta en la parte más externa y visible de nuestro organismo: la piel. Una serie de anomalías que afecta al tejido cutáneo puede, de hecho, poner en guardia a un hábil observador ya que, puede apreciarse una sequedad anómala, la disminución de la diaforesis (producción de sudor), la coloración amarillenta de las palmas de las manos y las plantas de los pies mientras la piel circundante toma una coloración rojiza, más intensa en relación con la frente, pómulos y nariz (rubeosis de Von Noorden). Son también frecuentes las infecciones producidas por heridas ligeras o arañazos, sea piodermitis, paroniquia, forúnculos, etc.

Una de las manifestaciones cutáneas más fastidiosas y desagradables es la aparición de un prurito intenso localizado, con mayor frecuencia, en las zonas donde la piel o las mucosas se encuentran más expuestas al roce (axilas, zona inguinal, pliegues submamarios y órganos sexuales). Algunas pacientes, por ejemplo, acusan un insoportable prurito vaginal que en el varón puede manifestarse, en correspondencia, en el glande o el escroto.

Diagnóstico

Para poder establecer una cura médica eficaz para toda enfermedad, sean cuales sean sus manifestaciones, es indispensable empezar estableciendo un diagnóstico correcto.

En el caso específico de la diabetes mellitus el médico dispone de dos sólidos puntos de apoyo para poder llegar a un diagnóstico claro y certero con relativa facilidad: la visita médica es el resultado de los análisis del laboratorio.

En caso de sospechar la existencia de una forma de diabetes mellitus es importante que el paciente, antes de acudir al médico, recoja los siguientes datos:

— antecedentes familiares conocidos de casos de diabetes (padres, hermanos, abuelos, primos, etc.);
— tipos de actividad laboral y ejercicio físico que se realizan;
— tipo de alimentación habitual predominante, que con frecuencia resulta ser demasiado rica en calorías o hidratos de carbono y grasas;
— eventual frecuencia en la aparición de alteraciones del tejido cutáneo, facilidad de contraer infecciones en el caso de heridas o arañazos, dificultad para la cicatrización, hormigueo recurrente, irritación de las mucosas, sobre todo en la cavidad oral y la zona genital, etc.;
— eventual manifestación, de forma perceptible, de la sintomatología típica (poliuria, polidipsia, polifagia y astenia, etc.).

Todos estos datos, resumibles en pocas palabras, ayudarán al especialista o orientarse hacia un diagnóstico más probable, dado que se tiene en debida consideración el hecho de que, en su fase inicial, la diabetes mellitus Tipo II no se manifiesta con alteraciones físicas obvias.

Una sintomatología que el profano puede juzgar inconfundible podría estar determinada por otras causas e inducir a errores; el diagnóstico, por tanto, debe hacerlo sólo el médico.

Cuando el mismo médico sospecha la presencia de la diabetes, procederá inmediatamente a realizar el análisis del caso, que constituirá un elemento ulterior de gran importancia para poder establecer el diagnóstico de la enfermedad.

Es una opinión bastante difundida que la sola presencia de glucosuria es suficiente para considerar a un paciente diabético.

Es cierto, pero sólo relativamente. En realidad, puede existir glucosuria sin diabetes en la llamada diabetes insípida, al igual que puede darse el caso de una diabetes ligera con ausencia de glucosuria en tanto que la glucosa puede no llegar al umbral renal (o la recogida de orina puede haber sido hecha en el momento erróneo ya que la presencia de azúcar en la orina no es constante).

Como dice el doctor Gastón de Iriarte, es asintomático que el resultado negativo de un análisis excluya la posibilidad de existencia de una enfermedad aun cuando la sintomatología clínica sea positiva.

Análisis de orina

En la orina de una persona sana no debe aparecer ninguna señal positiva en los reactivos utilizados usualmente (Benedict o Fehling), ya que normalmente la glucosa no está presente en ella y no reduce el sulfato de cobre, uno de los componentes de tales sustancias.

Debe también precisarse que otros azúcares (fructosa, pentosa, galactosa o lactosa) pueden dar resultados positivos pero erróneos, análogamente a lo que sucede en presencia de otras sustancias (morfina, vitamina C); en el caso de Benedict, también el ácido úrico y la creatinina poseen ligeras propiedades reductoras que hacen pensar en una diabetes inexistente. Existen, sin embargo, métodos más recientes y específicos para la glucosa, como la reacción a la glucosa-oxidasa.

En el diabético la cantidad de glucosuria puede alcanzar algunas decenas de miligramos por litro.

Estos análisis deberán ser efectuados con las máximas garantías. Con relación a esto, creemos oportuno recordar que los test efectuados con las tiras de papel impregnadas en glucosa-oxidasa, muy cómodas y relativamente económicas, no son los más precisos para establecer una posible glucosuria, puesto que su alterabilidad ante la acción de los agentes atmosféricos puede conducir fácilmente a error.

Este método resulta, por el contrario, extremadamente útil para realizar el control de una diabetes declarada, ya que puede ser utilizado directamente por el mismo paciente para la prueba cotidiana, mientras que para el examen inicial se deberá confiar exclusivamente en un experto.

Además de establecer el valor de la glucosuria, resulta útil determinar la presencia de cuerpos cetónicos en la orina (cetonuria). Debe tenerse en cuenta que tal anomalía se puede presentar en personas sanas que estén mal alimentadas y también en el curso de procesos infecciosos que vayan acompañados de vómito y desnutrición, además de ser característica de la diabetes insulindependiente descompensada.

Análisis de sangre

En una persona normal el nivel de glucosa en la sangre medido en ayunas (la llamada *glucemia basal*) oscila entre los 80 y los 120 mg/dl.

En el curso de la jornada normal y respondiendo a motivos puramente fisiológicos, tal valor puede ascender hasta llegar a 160 mg/dl, pero nunca superarlos. Esta es la llamada *glucemia postprandial*, que se manifiesta de esta forma después de las comidas para luego descender rápidamente hasta quedar situada en valores considerados normales.

En los casos en que el diagnóstico sea incierto (cosa siempre posible cuando la glucosuria no va acompañada de hiperglucemia o cuando esta última no aparece en la glucemia basal) es necesario efectuar una prueba de tolerancia a la glucosa oral.

Este es un examen que da resultados bastante definitivos y por esta razón se utiliza también para descubrir la presencia, en cualquier persona, de una diabetes que no ha sido diagnosticada (durante la gestación, en las personas pertenecientes a familias en las que hay algún diabético, en las revisiones médicas realizadas por las empresas o por las compañías de seguros, etc.), y es decididamente aconsejable realizarlo para llegar a un diagnóstico exacto.

La técnica que se utiliza consiste en seguir una dieta que tenga un contenido adecuado de hidratos de carbono durante dos o tres días; el día de la prueba se suministra a la persona en cuestión y estando en ayunas, una cantidad aproximada de 75 g de glucosa disuelta en 300 ml de agua potable durante cinco minutos. Se extrae sangre y se recoge orina a los 0, 60, 90 y 120 minutos antes de las horas de la ingestión de la glucosa para valorar la glucemia y la glucosa.

Valoración de la prueba de tolerancia a la glucosa oral

Valores glucémicos normales en el adulto (PTGO, mg/dl)

Glucemia	*Plasma venoso*	*Sangre venosa*	*Sangre capilar*
en ayunas	< 115	< 100	< 100
a 30', 60', 90'	< 200	< 180	< 200
a 120'	< 140	< 120	< 140

Valores glucémicos para el diagnóstico de diabetes en el adulto (PTGO, mg/dl)

Glucemia	*Plasma venoso*	*Sangre venosa*	*Sangre capilar*
en ayunas	≥ 140	≥ 120	≥ 120
o bien, en curso de PTGO, por lo menos un valor			
a 30', 60', 90'	≥ 200	≥ 180	≥ 200
el valor a 120'	≥ 200	≥ 180	≥ 200

Criterios para el diagnóstico de tolerancia anormal a la glucosa (TAG) en el adulto (PTGO, mg/dl)

Glucemia	*Plasma venoso*	*Sangre venosa*	*Sangre capilar*
en ayunas	< 140	< 120	< 120
a 30', 60', 90'	≥ 200	≥ 180	≥ 200
a 120'	140-120	120-180	140-120

En una persona normal, después de treinta minutos se observa un aumento de la glucemia que no supera los 200 mg/dl, no aparece glucosa en la orina y en un plazo de dos horas la glucemia se reduce a menos de 140 mg/dl.

En caso de tolerancia anormal a la glucosa la glucemia aumenta mayoritariamente, sobrepasando el valor de 200 mg/dl antes indicado para las personas sanas, y en la segunda hora la glucemia se sitúa entre 140 y 200 mg/dl y en la segunda hora se mantiene superior a los 200 mg/dl.

La ejecución de esta curva, además de excluir en algunos casos la glucosuria, permite establecer con seguridad el diagnóstico de la diabetes, incluso en los casos más leves.

Habiendo pasado estas fases, el médico cuenta ya con todos los elementos necesarios para el diagnóstico, clasificar el tipo de diabetes e indicar el tratamiento que deberá seguirse.

Pronóstico

No se consiguió encontrar un tratamiento definitivo y específico para la diabetes, una enfermedad que aflige a la humanidad desde hace más de tres mil años, hasta la segunda década de nuestro siglo, con el descubrimiento y la posibilidad de comercialización de la insulina.

Por tanto, no debemos sorprendernos ante el hecho que la literatura médica de finales del siglo XIX (y también a inicios del XX), es decir, en la época que genéricamente podemos definir como «era preinsulínica», el pronóstico concerniente a esta enfermedad fuera extremadamente negativo.

En 1889, Eichorst precisó que la duración de la enfermedad era muy variable, pudiendo calcularse, sin embargo, en torno a uno y dos años; añadió que existían casos en que la muerte sobrevenía después de pocas semanas y otros en que la enfermedad se prolongaba hasta más de dos años.

En la misma época Naunyn no había formulado su distinción entre diabetes juvenil, de evolución rápida y cuyo fin se preveía inmediato, y la diabetes de adulto, de evolución mucho más lenta que permitía aplicar el tratamiento entonces conocido (basado exclusivamente en regímenes alimenticios) para prolongar algunos años la vida del paciente.

Si las declaraciones de estos dos médicos eran alarmantes, aún menos optimistas resultaban las estadísticas alemanas que hablaban de una supervivencia media de casi cuatro años desde la manifestación de la enfermedad. Estos datos son producto de un tiempo en que el tratamiento a base de insulina empezaba a dar sus primeros pasos y todavía no se había definido en la práctica clínica cotidiana. Por otra parte, Th. Brugsch, el autor del estudio, especifica claramente que los datos se referían a diabéticos recuperados al someterse a tratamiento, muchos de los cuales no se habían curado con anterioridad; por lo que se puede intuir la gravedad de aquellos casos.

Las perspectivas actuales ante el problema personal del diabético, por el contrario, son decididamente positivas. Las expectativas de vida del paciente sometido a un tratamiento médico adecuado, a un régimen alimenticio equilibrado y a una sana actividad física han aumentado con relación con las de la población general.

Debe también señalarse que, por lo general, la diabetes juvenil responde de forma excelente a la insulina y que son rarísimos los casos de resistencia a la sustancia, los cuales aumentan, por el contrario, en la edad adulta. Los pacientes jóvenes, como también ha observado Maramon, están dotados de una gran inteligencia y colaboran con los médicos con paciencia y disciplina. Por consiguiente, a pesar de ser grave, el pronóstico ha perdido el carácter de inexorabilidad que la caracterizaba en el pasado.

Por lo que respecta al adulto no insulindependiente, la evolución de la enfermedad está ligada sobre todo a la capacidad de renunciar a todo lo que puede ser perjudicial en el campo alimenticio, al control del peso para evitar la obesidad y a la práctica de una actividad física adecuada que obligue a las células a consumir parte de la glucosa excedente.

A pesar de los progresos en el campo terapéutico y de todas las tentativas para educar a la población para evitar la difusión de la diabetes y para combatirla, curiosamente y de forma ilógica la enfermedad se ha situado con mayor firmeza entre las causas principales de mortalidad.

Los datos resultan muy significativos y confirman la opinión de que la enfermedad se encuentra en plena fase de desarrollo, convirtiéndose en uno de los peores enemigos de nuestra salud y nuestra existencia.

Debe revelarse que en los últimos decenios la mortalidad por diabetes ya casi no encuentra causa específica en el coma diabético, pero sí en las complicaciones vasculares.

Dos motivos podrían contribuir al aumento de la mortalidad:

1. Es probable que, en el ya lejano 1900, cuando ocupaba un lugar de escaso relieve entre las enfermedades letales, el diagnóstico de la diabetes no fuese tan exacto como lo puede ser actualmente, y que los síntomas se atribuyeran a otras enfermedades más fáciles de diagnosticar en aquellos tiempos (tuberculosis, descompensaciones cardiacas o circulatorias y cualquier otra complicación en cuya base se encontrara, de hecho, la condición de paciente diabético).
2. El aumento de la longevidad que hoy caracteriza a los pacientes diabéticos liga al mismo paciente a complicaciones propias de la edad o enfermedades que intervienen como elementos interrecurrentes.

Con la exposición de todos estos datos hemos querido evitar dramatizar y menospreciar el pronóstico de la enfermedad, por lo que hemos intentado orientarnos hacia un medio que consideramos justo y equilibrado.

Daremos a continuación los datos en que se basa Wilder para establecer el pronóstico de la diabetes.

a) tempestividad del diagnóstico;
b) valoración del grado y del tipo de diabetes;

c) edad del paciente;
d) uso concreto y eficaz de la insulina;
e) constancia en la observación de una dieta adecuada;
f) complicaciones interrecurrentes.

Habiendo ya tomado en consideración algunos de estos temas, que pueden resultar positivos o negativos, trataremos ahora de los otros. Todos desempeñan un importante papel en el curso de la enfermedad y en su pronóstico.

Otro elemento que debe tenerse en cuenta es el sexo del paciente.

Durante la infancia y la juventud y los primeros años de la edad adulta, el índice de mortalidad de la diabetes es prácticamente la misma en los dos sexos. Después de los 50 años, la diabetes es causa de mortalidad en el sexo femenino con una mayor frecuencia.

A pesar del descubrimiento del uso de la insulina y otros fármacos hipoglucemizantes, la mortalidad de los diabéticos supera todavía la de la población normal. Consideramos importante subrayar nuevamente que en el pronóstico el mismo paciente posee un papel importantísimo, pues frecuentemente es la verdadera y única causa de los problemas.

Para el diabético, olvidar la propia enfermedad y descuidar las reglas alimenticias y el ejercicio físico prescritos por el médico es tan grave como el hecho de vivir obsesionado por la enfermedad, considerándose uno de los «tullidos» a quien se ha prohibido todo placer de la vida y cayendo en una abulia y depresión contraproducentes que pueden provocar trastornos psíquicos y nerviosos capaces de agravar el mismo pronóstico.

Tratamiento

El tratamiento para las diversas formas de la diabetes se basa en la actual división médica en Tipo I, o insulindependiente, y Tipo II, no insulindependiente.

Como es obvio, existen algunas normas dietéticas e higiénicas generales que deben respetarse junto con el resto de medidas terapéuticas.

Desde el punto de vista farmacológico, la cura de la diabetes corresponde a dos tipos de sustancias hipoglucemiantes: la insulina y los antidiabéticos orales.

La insulina

A la insulina corresponde, por propio derecho, el primer puesto entre las sustancias terapéuticas para el tratamiento de la diabetes, ya que se trata del primer fármaco utilizado con éxito para combatir los trastornos provocados por un deficiente metabolismo de los hidratos de carbono en un organismo no apto para la producción de esta indispensable secreción pancreática.

Hemos hablado de «fármaco», pero quizás en esta ocasión el término no resulte del todo exacto. Si la consideramos una sustancia purificada, preparada en laboratorios farmacéuticos y distribuida en farmacias previa presentación de receta médica, la insulina puede ser clasificada como fármaco. Sin embargo, si reflexionamos sobre el hecho de que se trata de un producto no extraño a nuestro organismo, producido fisiológicamente por una persona no diabética en cantidad apropiada por la acción de las células beta de los islotes de Langerhans que se encuentran en el páncreas, y que con su administración se suple su carencia o total ausencia en tanto que es un elemento esencial para el metabolismo, resulta evidente que la insulina no es un fármaco. No se trata de «añadir» nada a la acción de organismo, como puede pretenderse con la administración de una aspirina para aliviar una cefalea, sino que se trata de aportar una hormona que, a causa de la diabetes, se produce en cantidad insuficiente o nula.

Conviene hacer aquí unas puntualizaciones a la vista de las frecuentes dudas y temores que tienen los pacientes que se someten a este tratamiento y que no han recibido todas las aclaraciones necesarias por parte del especialista (hecho que en la mayor parte de los casos es debido al miedo a preguntar).

La duda que con más frecuencia preocupa al diabético es la de convertirse en una especie de drogadicto, dependiente de la insulina: «¿tendré que aumentar la dosis cuando el organismo se habitúe a la sustancia?», «¿tendré que inyectarme la dosis toda mi vida?», «¿qué puede sucederme si tomo esas pastillas que me han dicho que tienen el mismo efecto que la insulina?» Por no hablar de temas estrictamente personales: «¿es cierto que la insulina disminuye el deseo sexual?» Las respuestas serán siempre tranquilizantes, pero no se podrá negar que, de hecho, habrá que inyectarse insulina toda la vida, que la sustancia no crea la más mínima dependencia aunque quizá se deba aumentar la dosis en episodios agudos (con frecuencia causados por la propia imprudencia del paciente), que no es posible la sustitución por los antidiabéticos orales ya que, de otro modo, el médico ya lo habría prescrito, y que no existe relación entre la insulina y la libido, sino que el mejoramiento de las condiciones físicas generales puede comportar una mejora en el campo sexual.

Hasta ahora hemos hablado de la insulina en singular. Es necesario decir que desde el primer momento en que, hace más de sesenta y cinco años, fue obtenida por Banting, Best y sus colaboradores de la Universidad de Turín, los métodos para su preparación y obtención del máximo grado de pureza han cambiado notablemente.

Las primeras insulinas, obtenidas con el sacrificio de ganado bovino, y también las inmediatamente posteriores conseguidas con la extracción de páncreas de cerdo, contenían una gran cantidad de proteínas contaminantes que causaban descompensaciones en algunos pacientes que mostraban un rechazo al tratamiento. La insulina que se obtiene actualmente está caracterizada por un elevadísimo grado de pureza.

La adicción de diversos productos ha puesto a disposición de la medicina clínica y del mercado diferentes tipos de insulina que, en formas puras o mezcladas entre sí (cuando ello es posible), permiten encontrar la solución más adecuada para cada paciente, teniendo en cuenta tanto el grado y manifestación de la enfermedad como las costumbres de vida del sujeto afectado.

Actualmente disponemos de diversos tipos de insulina, que podemos clasificar como sigue:

— *de acción rápida:* con una duración global de los efectos que oscila según el tipo entre las 5 y 9 horas y una manifestación máxima de los efectos de 1,5 a 4 horas;
— *de acción intermedia:* también disponible en diversas composiciones, de duración comprendida entre las 14 y 24 horas y manifestación máxima de 8 a 10 horas;
— *de acción prolongada:* con 36 horas de duración y un efecto máximo de entre 10 y 16 horas. Actualmente en

desuso porque su larga duración de acción la hace poco manejable y porque su absorción es muy errática.

La última novedad en el campo de la insulina es la llamada *insulina humana*. Este preparado, según indican los laboratorios donde se elabora, es «estructuralmente idéntico a la insulina producida por el páncreas humano» y se obtiene mediante dos métodos. De la insulina semisintética se obtiene, mediante reacciones químicas, la *insulina porción*, que difiere en un solo detalle de la insulina humana. La insulina biosintética se obtiene mediante la técnica de ingeniería genética del ADN recombinado de colonias de bacterias. El producto obtenido de estos dos procedimientos resulta de un grado máximo de purificación, hasta el punto de que no puede individualizarse ningún elemento contaminante desconocido.

También esta nueva insulina se encuentra en fórmula de acción rápida o retardada, con posibilidad de realizar mezclas de las variantes hasta conseguir un producto indicado para las condiciones específicas y exigencias de cada paciente. También se encuentran mezclas estándar ya preparadas y aptas para casos en que la hiperglucemia es estable o para pacientes ancianos.

A pesar de la variedad de preparados, su utilización aislada o combinada no permite emular la perfección de la regulación fisiológica de la glucemia observable en pacientes no diabéticos.

Las dosis y modalidades según las cuales debe suministrarse la insulina varían según la opinión del especialista. Una de las modalidades preferidas de la clínica actual consiste en la suministración de pequeñas dosis de insulina normal antes de las comidas y de dosis nocturnas de insulina de acción intermedia para evitar la glucosuria nocturna y la hiperglucemia matutina. El grave inconveniente de este método lo representa el hecho de que son necesarias diversas inyecciones al día, antes de cada comida o antes del reposo nocturno. Este sistema, sólo recomendable para los pacientes más motivados o de mayor nivel cultural, parece ser el que garantiza los mejores resultados en el control de la glucemia. Es aún difícil imponerlo al numeroso grupo de personas con un probado temor a las inyecciones, así como también al numeroso grupo de quienes no están dispuestos a someterse a una rígida autodisciplina.

A pesar de la convicción de que es difícil obtener una regularización de la glucemia de los pacientes ambulatorios, se debe intentar conseguir la máxima normalización posible, intentando a la vez evitar la aparición de episodios graves de hiperglucemia y los picos hiperglucémidos que representan un gravísimo peligro para la vida de las personas afectadas por la diabetes mellitus.

Que la más absoluta obediencia a un tratamiento médico adecuado evita las graves complicaciones que pueden determinar un desarrollo fatal de la enfermedad, lo demuestra el siguiente hecho: en la época Naunyn, es decir, a principios de siglo y antes del descubrimiento de la insulina, cerca del 40 % de los médicos afectados por diabetes acababan siendo víctimas del coma; algunos años más tarde, en la época de Allen, tal porcentaje descendió al 5,6 %, mientras que a partir de 1936 no se registró ningún caso más dentro de la clase médica. Por ello, resulta evidente que el tratamiento asiduo y consciente, dirigido por personas que, dada su profesión, conocen mejor que nadie el peligro de sobrepasarse, ha reducido a cero un riesgo de mortalidad cuyo porcentaje fue, en un tiempo, muy elevado.

Desgraciadamente, somos conscientes de que no todos los pacientes están dispuestos a ejercitar este riguroso control (sea por razones culturales o simplemente a causa del carácter) sobre sí mismos, y precisamente para ellos la práctica clínica ha intentado crear diversos métodos que permitan mantener el justo nivel de glucosa en la sangre, aportando la insulina exógena que suple el funcionamiento deficitario del páncreas.

Por el momento ya se han obtenido buenos resultados y para el futuro se prevén muchos más éxitos.

En realidad, es difícil controlar minuto a minuto el nivel de glucosa en la sangre y determinar, por tanto, la cantidad de insulina a inyectar para mantener la glucemia dentro de los límites más próximos a la normalidad.

Este hecho ha impulsado a los científicos a buscar procedimientos capaces de suministrar insulina constantemente para suplir el funcionamiento deficitario del páncreas enfermo. Actualmente se conocen dos tipos de dispositivos: la bomba de perfusión de insulina y el páncreas artificial.

Las primeras bombas de perfusión de insulina consistían en un receptáculo que contenía hormonas, conectado a un tubo, y una aguja inserida bajo la piel del paciente que de forma constante, lenta y gradual inyectaba la sustancia en el cuerpo. Un dispositivo apósito, accionado por el propio paciente, permitía un aumento del suministro de hormonas en los momentos en que fuese necesario (por ejemplo, poco antes de las comidas). Más allá de otros inconvenientes (de los que hablaremos al final puesto que son comunes a todos los instrumentos de este tipo), no existiendo un control de la glucemia el aporte de insulina puede resultar tanto insuficiente como excesivo, provocando descompensaciones de igual riesgo.

En los últimos años este método ha experimentado un notable perfeccionamiento. Los investigadores de la Universidad de Yale, aplicando una bomba a pilas mucho más flexible, han conseguido regular las dosis de forma personalizada según las comidas y necesidades basales del paciente, mimando de esta forma la secreción fisiológica del páncreas. Experimentos conducidos entre un grupo de niños adolescentes (los pacientes más difíciles de controlar) han dado resultados muy apreciables ya sea para regular las excesivas fluctuaciones con relación al nivel normal, muy frecuentes en este tipo de pacientes, ya sea por la aparición limitada o nula de un descenso excesivo de la glucemia.

Con todas sus ventajas la bomba de perfusión de insulina presenta, sin embargo, algunos problemas de difícil solución: ante todo, el engorro que representa el aparato que limita la actividad física, aun cuando las dimensiones de los últimos modelos, que pesan entre 160 y 300 gramos, se han reducido; en segundo lugar, la constante posibilidad de infecciones debidas a la aguja permanente fijada a la piel; y finalmente, aunque no por ello menos importante, la posibilidad de la aparición de problemas psicológicos determinados por la angustiosa dependencia de un instrumento mecánico que en cualquier momento podría estropearse.

INDICACIONES PARA EL USO DEL MICROINFUSOR DE INSULINA

— Pacientes diabéticas antes de la concepción y durante la gestación.
— Pacientes con grave neuropatía diabética.
— Pacientes con diabetes inestable cuando los tratamientos convencionales no hayan dado resultado.
— Pacientes con diabetes de reciente descubrimiento, para facilitar la transición, durante un periodo de «luna de miel».
— Pacientes con retinopatía diabética en fase inicial (la retinopatía proliferante no es detenida por el tratamiento con microinfusión).

Últimamente se han aplicado también microinfusores implantados en el interior de la cavidad abdominal, vía subcutánea, porque ello permite el suministro de insulina por vía peritoneal, tal y como sucede en el sujeto normal. Además, limitan menos el ritmo de vida habitual.

El páncreas artificial, que teóricamente podría considerarse la solución ideal, se compone esquemáticamente de:

— analizador de la glucosa en la sangre;
— un sistema de bomba para la aspiración continua de la sangre de una vena y el suministro de cantidades mínimas de insulina y glucosa;
— un ordenador capaz de calcular a intervalos de un minuto la cantidad de insulina y glucosa necesarias.

El analizador establece ininterrumpidamente el nivel glucémico del paciente, por lo que la cantidad necesaria de insulina y glucosa se establece de forma inmediata y se envía de los depósitos gracias al dispositivo de acción, con intención de restablecer rápidamente el justo equilibrio glucémico. La acción de este instrumento equivale, por tanto, a la de un páncreas normal en perfecto funcionamiento.

La eficiencia de este descubrimiento es sorprendente, pero lo sería aún más si el volumen del instrumento fuese todavía más reducido. Por ahora es, de hecho, imposible utilizarlo en pacientes ambulatorios, por lo que se usa sólo en los pacientes hospitalarios para calcular la necesidad insulínica de los enfermos recuperados y en los momentos de estrecha necesidad (intervenciones quirúrgicas prolongadas, partos, etc.).

El mayor inconveniente técnico aún no resuelto del páncreas artificial es el de tener que mantener permanentemente en el interior de una vena el analizador de la glucemia.

En un primer tiempo pareció que tales sensores estuvieran destinados a convertirse en los elementos más sencillos de todo el aparato, pero en la práctica se han revelado como uno de los más complejos. Aún hoy la gran cantidad de soluciones propuestas demuestra claramente la dificultad para encontrar un sistema ideal y definitivo.

Aun así, existen buenos motivos para creer que pronto tales problemas se verán resueltos con la construcción de instrumentos de dimensiones no superiores a los de una calculadora, de forma que cada paciente pueda disponer de su propio páncreas artificial portátil: se trata simplemente de tener paciencia y esperar.

Entretanto, ya que será necesario seguir el tratamiento a base de más inyecciones al día, es bueno observar una serie de precauciones elementales respecto a la asunción de insulina. Aparte de las advertencias normales indispensables para cada tipo de inyección, o sea la utilización de jeringuillas desechables, la perfecta higiene de la piel, etc., deberán observarse las siguientes normas:

- exacta dosificación según la posología indicada por el médico;
- control de la fecha de caducidad que siempre debe figurar en la etiqueta;
- riguroso respeto de los horarios en que se practica la inyección;
- conservación de los frascos en el frigorífico a 2 u 8 °C. Téngase en cuenta que estos valores no son absolutos, pero se refieren en particular a los meses estivales y, sobre todo, a aquellos tipos de insulina que se utilizan en cantidad escasa mezclados unos con otros (la conservación en el frigorífico es siempre muy aconsejable);
- rotación de las zonas de inyección (brazos, abdomen, muslos), lo que permite evitar la lipodistrofia (es decir, la alteración del tejido adiposo subcutáneo), el endurecimiento de la piel y la sucesiva dificultad de absorción de las hormonas.

Posibles efectos colaterales de la insulina

Es importantísimo que el diabético insulindependiente no olvide nunca que esta sustancia, como todas las hormonas, tiene una función fisiológica fija y determinada, por lo que nuestro organismo necesita una cantidad bien precisa, ni demasiado baja ni demasiado alta.

Se presume que el paciente diabético está suficientemente informado acerca del argumento de no cometer errores voluntarios; aunque pueden presentarse situaciones anómalas que alteren la posología de la insulina prescrita.

No relataremos el caso de quien se haya dejado tentar y haya comido lo que no debe, y luego pretenda compensar el equilibrio con una dosis más elevada de insulina: quien nos haya seguido pacientemente hasta ahora, será una persona realmente consciente y podrá imaginar los peligros que conlleva un comportamiento tan irresponsable.

Descartada, por tanto, esta posibilidad, existen otras situaciones capaces de provocar una disminución del nivel de glucosa en la sangre por debajo de los límites normales: tal proceso se conoce con el nombre de hipoglucemia.

Las causas pueden depender en cierto modo del paciente. Si por un injustificado temor de agravamiento se disminuye el aporte de hidratos de carbono con respecto a lo que se ha calculado con el médico, aparte de otras graves descompensaciones que trataremos seguidamente, se experimentará una repentina disminución del nivel de glucosa en sangre.

Este fenómeno, asimismo, puede estar provocado por diversas causas: un retraso en la ingestión de alimentos después de la administración de la insulina, un exceso en la actividad física o trastornos de la absorción intestinal.

La hipoglucemia puede manifestarse, de entrada, con síntomas ligeros (sensación de hambre, cefaleas, hormigueos) seguidos de una sintomatología más importante caracterizada por sudoración, taquicardia, palidez y temblores. A través de estadios intermedios se puede llegar al coma hipoglucémico.

Para bloquear la sintomatología en los primeros estadios basta con ingerir un terrón de azúcar, un zumo de frutas o cualquier otra sustancia azucarada que aumente de forma rápida el nivel de glucosa en la sangre.

Si el proceso continúa pueden aparecer problemas de desorientación, vértigo, visión doble o ennublamiento y agresividad, que a un profano podían parecerle signos de embriaguez. En este caso (recordemos que el paciente, en la eventualidad de crisis hipoglucémicas, deberá llevar un signo identificativo que especifique su condición de diabético e indique cómo proceder en caso de crisis hipoglucémica) el paciente se inyectará glucagón, que llevará siempre consigo, en el menor plazo de tiempo posible, o se procederá a su traslado inmediato a un centro hospitalario.

En el caso de pérdida de conocimiento, que puede degenerar rápidamente en un estado de coma, es imprescindible la recuperación urgente en el centro más próximo. Debe tenerse en cuenta que los episodios de hipoglucemia nocturna suelen ir acompañados de hiperglucemia matutina (un fenómeno conocido como *fenómeno Somogy*), por lo general a consecuencia de una dosis nocturna excesiva. En el caso en que el paciente acuse este trastorno, deberá acudir al médico de inmediato, quien, tras los necesarios análisis, procederá a corregir la posología.

En algunos casos puede resultar necesario suministrar una dosis de insulina que supere los límites normales. Se habla de resistencia a la insulina cuando la dosis necesaria supera las 100 unidades por día.

La insulinresistencia puede venir determinada por múltiples causas (formación de anticuerpos contrainsulina, trastornos endocrinos, etc.), pero la más dominante es la concomitancia con la obesidad. También en este caso es necesario consultar rápidamente con el especialista quien, habiendo examinado el caso, podrá determinar la causa y establecer un tratamiento capaz de permitir la plena acción de la insulina.

Los hipoglucemiantes o antidiabéticos orales (ADO)

No todos los casos de diabetes requieren el suministro de insulina, desde el momento en que, como ya hemos precisado, se puede tener hipoglucemia aun cuando la secreción de insulina sea normal o incluso superior a la normal.

El deseo de resolver esta disfunción, que no reside en el órgano productor sino en los receptores celulares que hacen inútil la presencia de hormonas en el flujo circulatorios, ha preocupado a diversos grupos de investigadores ansiosos de encontrar un fármaco hipoglucemiante suministrable por vía oral.

Hemos hablado ya sobre algunas sustancias que, una tras otras, fueron descartadas a causa de su escaso poder hipoglucemiante.

El descubrimiento de antidiabéticos orales y su aparición en el mercado farmacéutico, en 1955, creó un estado de euforia tanto entre los médicos como entre los pacientes, pero sobre todo entre estos últimos al creerse definitivamente liberados de su esclavitud de la jeringa y la inyección diaria. Desgraciadamente, sin embargo, la realidad no se ha mostrado tan generosa y optimista.

El descubrimiento de estos fármacos se produjo a partir de la observación de que el tratamiento con sulfonilureas había bajado los niveles glucémicos de un grupo de pacientes con fiebre tifoidea.

Esta constatación fue repetida por un nutrido grupo de investigadores que se dedicaron a la experimentación de centenares de variantes sobre la molécula de sulfomilurea inicial destinados, por una parte, a aumentar el poder hipoglucemiante y, por otra, a suprimir el carácter biosintético típico de todas las sulfonilureas.

Los hipoglucemiantes experimentados fueron muchos, pero uno tras otro fueron abandonados casi completamente. Actualmente se conservan los pertenecientes al grupo de las sulfonilureas de 2.ª generación, cuya acción en la fase inicial de tratamiento parece aumentar la cantidad de insulina segregada en respuesta a una determinada cantidad de glucosa circulante, produciendo con su uso prolongado otros efectos destinados a mantener baja la glucemia (por este motivo se impide que lleguen también a nivel de los receptores insulínicos de las células).

Al grupo de las sulfonilureas pertenecen sustancias diversas, por lo que se varían las dosis a suministrar, el tiempo y duración de los efectos, sin dejarnos la posibilidad de tolerancia por parte del paciente. Como todos los reguladores de la glucosa en la sangre, también estos preparados requieren del paciente un riguroso respeto de la prescripción médica por lo que se refiere a la posología.

Otro tipo de antidiabéticos orales son las biguanidas, hoy retiradas del comercio en Estados Unidos pero todavía utilizadas en algunos países, cuyo efecto hipoglucemiante quizá se deba al ralentizar la absorción de la glucosa intestinal.

Por desgracia, las esperanzas de sustituir completamente la insulina por estos hipoglucemiantes orales han desaparecido. La experiencia clínica ha demostrado su eficacia en los casos de la diabetes Tipo I que, por el momento, continúa conservando su carácter insulindependiente en los episodios agudos y en las complicaciones que puedan presentarse en el curso de la enfermedad.

Recuérdese, asimismo, que sólo al especialista corresponde decidir el tipo, la modalidad de uso y la posología de estos fármacos; y no debe olvidarse que los antidiabéticos orales no siempre constituyen un eficaz sustituto de la insulina, pero se utilizan sólo, bajo prescripción médica, en los casos de diabetes Tipo II que no se curen bien sólo con la dieta, observando naturalmente las debidas precauciones en tanto que, como todas las sustancias capaces de modificar el grado de glucosa en la sangre, pueden provocar una peligrosa hipoglucemia.

Consideramos aquí concluida la exposición sobre el tratamiento farmacéutico de la diabetes.

En el apartado que sigue analizaremos otro tipo de terapia igualmente imprescindible y eficaz, a la que la enfermedad responde de forma positiva.

El tratamiento dietético

En estas páginas dedicadas a la diabetes, enfermedad que afecta, según la OMS, al 1-2 % de la población (porcentaje que según el doctor Heutecouverture, secretario general de la Asociación Francesa de Diabéticos, asciende en Francia al 2 %), hemos intentado establecer la actual entidad del problema sin menospreciarlo ni dramatizarlo, determinando cuáles son los métodos con que podemos contar para combatirlo o, por lo menos, mantener un equilibrio que evite la aparición de graves complicaciones, de una evolución frecuentemente fatal.

Una de las mejores armas para mantener un control eficaz de la enfermedad es el régimen de alimentación.

El tratamiento dietético de la diabetes persigue los objetivos de conseguir y mantener el peso corporal ideal y optimizar los valores glucémicos para prevenir las complicaciones y las crisis hiper o hipoglucémicas.

Actualmente la dieta del diabético debe considerarse cualitativamente «normal», en el sentido de que aporta una repartición equilibrada de los hidratos de carbono, grasas y proteínas con la sola exclusión de los azúcares simples de rápida absorción. El aporte calórico diario se calcula a partir del peso ideal. Los diabéticos Tipo II, que frecuentemente presentan sobrepeso, deberán seguir una dieta inicial hipocalórica para llegar a su peso ideal.

Es importante señalar que en la diabetes Tipo II la disminución de peso es suficiente para reducir el estado de resistencia a la insulina. Las comidas pueden estar repartidas en tres veces al día (desayuno, comida y cena) o, preferiblemente, en cinco veces, añadiendo a las tres comidas dos tentempiés intermedios (a media mañana y a media tarde).

La cuota de hidratos de carbono de la dieta debe ser del 50 o 60 % de las calorías totales contrariamente a lo que se pensaba en un pasado reciente, en que se preparaban dietas fuertemente hipoglucídicas, es decir, pobres en hidratos de carbono. Debemos conceder un puesto de honor entre los hidratos de carbono al pan, la pasta y el arroz, mientras que deben evitarse los azúcares simples (contenidos en dulces, bebidas azucaradas y algunos tipos de fruta).

Es aconsejable consumir alimentos ricos en fibra, como la fruta, las legumbres, las verduras y el pan integral. Las fibras disminuyen los niveles de glucemia después de la comida y reducen la absorción de colesterol.

Por lo que respecta al consumo de bebidas alcohólicas, debe decirse que el alcohol no está prohibido taxativamente en la dieta del diabético; se puede consentir un vaso de vino por comida. Los alimentos llamados «para diabéticos» no son necesarios si el especialista no los recomienda.

Para resolver el problema de la ausencia de sabores dulces en la dieta de estos pacientes, pueden usarse sustancias edulcorantes como la sacarina, la aspartasa o el ciclamato.

En conclusión, frecuentemente con una dieta adecuada, que puede ser igualmente rica y llena de sabor, la diabetes mellitus Tipo II puede mantenerse bajo control garantizando al paciente una cierta normalidad. También en el Tipo I, aunque no por sí sola suficiente, la dieta puede contribuir notablemente a la buena salud del paciente evitando la frecuente aparición de episodios agudos que, aun siendo hoy fácilmente controlables, es siempre preferible no tener que afrontar.

Una dieta rigurosa es, por tanto, una de las armas más potentes para luchar contra esta enfermedad.

La actividad física

Hemos mencionado ya uno de los factores desencadenantes de la diabetes sobre el que todo el mundo está de acuerdo: la estrecha relación de la obesidad con la aparición de la diabetes mellitus Tipo II. Hemos aclarado también que la obesidad suele ser una consecuencia de la vida sedentaria propia de un gran número de personas. Una posición económica desahogada, el coche siempre a la puerta de casa, la automatización de tareas que antes requerían un cierto gasto de energía (subir escaleras, lavar los platos, limpiar la casa, etc.) y que hoy pueden realizarse pulsando simplemente un botón, la posibilidad de comprar todo en un supermercado evitándonos el ir de una tienda a otra..., todo contribuye a hacernos acumular kilos que, con el paso del tiempo, se van sumando y resultan más difíciles de eliminar.

Que la actividad física, seguida de forma correcta y con constancia, constituye un excelente modo de prevenir la obesidad y, por consiguiente, la diabetes, no es nada nuevo.

Consideraremos ahora tal actividad desde otro punto de vista igualmente importante y que cada día gana mayor importancia en el campo de la medicina clínica: el ejercicio físico como tratamiento. Actualmente existe una infinidad de publicaciones que se ocupan de este argumento: el movimiento se considera como tratamiento esencial.

Es curioso observar que hasta hace poco la actividad física se tenía como «algo más» o como otra de tantas normas a seguir, quedando relegada a un segundo término. Quizá nuestros contactos cada día más profundos y cercanos con las civilizaciones orientales y la consideración de que los pueblos que a ellas pertenecen están entre los menos afectados por la diabetes ha hecho que se concediera la debida importancia a una disciplina que la medicina china conoce desde hace milenios.

Hace falta reconocer que desde siempre los médicos han aconsejado a los propios pacientes que evitaran una vida demasiado sedentaria, pero se hacía de forma muy vaga y genérica. A partir de 1980 se ha desarrollado un nuevo interés por equiparar el equilibrio y el bienestar físicos del diabético. En el *Medical Times* de mayo de 1980 el doctor Whitehouse, ex presidente de la ADA *(American Diabetic Association)* afirmó que los diabéticos más sanos eran aquellos que cuidaban su aspecto físico y que se mantenían activos.

El régimen de alimentación y la actividad física desempeñan, de hecho, un papel fundamental en el tratamiento de la diabetes.

La actividad física ofrece muchas ventajas específicas para el diabético. Ante todo, aumenta la susceptibilidad de los músculos a la insulina: una determinada cantidad de esta hormona provoca, normalmente, una asimilación por parte de una célula de una cierta cantidad de glucosa que crece de modo significativo cuando la célula es estimulada por el movimiento, ya que la misma cantidad de insulina provoca un aumento de la glucosa que del flujo sanguíneo pasa al músculo.

El movimiento ayuda a disminuir la cantidad de grasas y aumenta la receptibilidad de las células a la insulina; la práctica de una actividad deportiva garantiza al diabético los mismos beneficios cardiovasculares, pulmonares y circulatorios que pueden producirse en una persona sana.

Como este último, el diabético, gozará de un mayor equilibrio emotivo, sintiéndose más cómodo consigo mismo y ganando una visión más optimista de la vida.

Naturalmente, un paciente de este tipo no deberá realizar un deporte más o menos violento sin haberlo practicado anteriormente.

Como sucede también con las personas sanas, el entrenamiento debe desarrollarse lenta y gradualmente, y en el caso del diabético en particular debe hacerse bajo control médico.

Lógicamente, deberán disminuirse las dosis de insulina o de preparado antidiabético desde el momento en que el ejercicio físico tienda a reducir la cantidad de glucosa circulante en el organismo.

También esta decisión deberá ser tomada exclusivamente por el médico, que es quien está en situación de establecer una valoración correcta.

Podemos afirmar tranquilamente que un paciente diabético puede practicar cualquier actividad deportiva. No son pocas las personas que con deseo de hacer deporte no lo hacen por su condición de diabéticos, ignorando que su condición requiere una solución precisamente de ese tipo para garantizar un mayor control de la salud y permitir disminuir la dosis de insulina.

No obstante, existen algunas disciplinas contraindicadas: se trata de aquellas en que la pérdida momentánea del sentido de orientación, una sensación de vértigo o un ligero vaivén, puedan provocar el inicio de un proceso hipoglucémico y poner en peligro la vida. Deberán, pues, evitarse disciplinas deportivas de cierto riesgo, como el alpinismo, la espeleología, las inmersiones subacuáticas y la navegación o el vuelo en solitario.

Añadiremos a este propósito que hay diabéticos que son grandes figuras del deporte, sobre todo entre los campeones de tenis y maratón.

Una actividad física equilibrada y sin transgresiones puede tener, en resumen, efectos extraordinariamente beneficiosos, sobre todo para aquellas personas que han alcanzado ya la edad madura.

Si el corazón está sano, la práctica de una disciplina deportiva equilibrada actuará como un potente estimulante de este importantísimo órgano, ya que, al reducir el número de palpitaciones del músculo, alarga la duración de la diástole y provoca una vasodilatación arterial, muy conveniente siempre para cualquier persona, y en especial para el diabético, siempre expuesto a crisis cardíacas. La actividad física actúa beneficiosamente sobre la capacidad pulmonar.

Si bien, como ya hemos dicho, sólo en estos últimos años la medicina se ha ocupado seriamente por la actividad física como elemento válido en la lucha contra la diabetes, es justo señalar que su importancia ya fue mencionada poco antes del descubrimiento de las hormonas pancreáticas por parte de Banting y Best. Joslin indicó el trinomio que podía vencer a la diabetes:

Dieta + actividad física + insulina

El principio continúa y sigue vigente hoy, después de más de medio siglo de haber sido enunciado.

Complicaciones agudas de la diabetes

Se consideran complicaciones agudas de la diabetes las que corresponden a dos situaciones de signo opuesto: las crisis hipoglucémicas y las hiperglucémicas, las cuales pueden aparecer de forma repentina o tras algunos síntomas que anuncian la inminencia del peligro.

En ambos casos se trata de considerables alteraciones del nivel de glucosa en la sangre, por defecto o por exceso.

Las crisis hipoglucémicas

En realidad no pueden considerarse como un aspecto característico de la enfermedad en tanto que no es esta, en sí, la que puede provocarlas como trastorno fisiológico. Su aparición se debe a causas exógenas o indirectas: la excesiva o errónea administración de los hipoglucemiantes, tanto de las mismas hormonas como de antidiabéticos orales. No nos vamos a detener en este tema, puesto que ya ha sido comentado en el capítulo dedicado al tratamiento de la diabetes.

Las crisis hiperglucémicas

Las crisis hipoglucémicas son, por el contrario, una consecuencia del metabolismo anómalo de los hidratos de carbono y de la mala asimilación de glucosa de las células, es decir, de los principales aspectos característicos de la enfermedad.

Estas crisis hiperglucémicas llevan a un coma hiperosmolar que puede manifestarse bajo diversos aspectos e indiferentemente en todos los tipos en que hoy se subdivide la enfermedad, tanto en los insulindependientes como en los que no lo son.

El mecanismo que provoca este grave y espectacular cuadro, que anteriormente al descubrimiento y uso clínico de la insulina llevaba irremediablemente a la muerte del paciente, se debe a una compleja alteración del metabolismo que intentaremos explicar de la forma más sencilla posible.

En el curso de la diabetes pueden presentarse diversos tipos de coma, pero el más frecuente es el llamado coma cetoacidótico o hiperosmolar, provocado por la introducción en el flujo sanguíneo de ácidos grasos y cuerpos cetónicos (siendo la acetona el más conocido).

Ya sabemos que la glucosa representa un verdadero y propio elemento celular, la fuente de energía que da vida a todo nuestro organismo y que garantiza nuestra supervivencia. Cuando, por causas diversas (en el caso de la diabetes por la carencia de insulina que impide la absorción de la glucosa por parte de las células y su consiguiente combustión para crear energía), la glucosa circula en la sangre y se pierde a través de la orina sin ser utilizada, todo el metabolismo resulta alterado.

Podemos decir en este caso, de un modo trivial pero claro, que las células «tienen hambre» y buscan, por tanto, otras fuentes energéticas capaces de nutrirlas. Las que pueden utilizarse con más facilidad y disponibilidad son las grasas. Desde el momento en que por su forma fisiológica y su aspecto de tejido adiposo no son capaces de penetrar en la membrana celular, estas últimas se convierten en ácidos grasos que, más tarde se transforman en el hígado en cuerpos cetónicos mediante un complicado proceso bioquímico y penetran así en el flujo sanguíneo. En este caso, y análogamente a lo que ocurre con la glucosa, los excesos se eliminan a través de la orina, además de dar al aliento ese olor de fruta madura observado ya por Marshall en el siglo XVIII.

Esta acumulación de ácidos y cuerpos cetónicos en la sangre no puede controlarla nuestro organismo, por lo que si no se resuelve rápidamente y de forma adecuada aparecerá irremediablemente el estado de coma diabético cetoacidótico, una condición extremadamente grave que requiere la *inmediata recuperación del paciente en el hospital.* Tan sólo un tratamiento insulínico adecuado puede permitir una cierta recuperación.

Creemos que es muy importante subrayar algunas ideas a este respecto, de forma que quien viva en contacto con el paciente no cometa errores ni retrasos en la aplicación del tratamiento previsto para el caso.

El coma cetoacidótico puede presentarse, en forma letal, también en una persona que hasta el momento haya gozado de una salud aparentemente perfecta, convirtiéndose así en un primer síntoma de la manifestación de una diabetes desconocida. En realidad este caso es bastante raro y tales episodios se presentan normalmente en pacientes con una historia diabética ya declarada y siguiendo a un cuadro prodómico que hace sospechar el agravamiento de la situación.

En los días precedentes a la crisis el paciente diabético manifiesta una progresiva debilidad muscular, polidipsia y poliuria muy acentuadas, trastornos digestivos que se manifiestan como náuseas, somnolencia y, quizás, algunas alteraciones psíquicas (por ejemplo: irritabilidad o depresión muy acentuadas).

El coma cetoacidótico se manifiesta por la pérdida de consciencia que, a pesar de ser parcial al inicio, enseguida pasa a ser total; desaparecen la sensibilidad y la capacidad de movimiento. Hace ya algunos años se observó una curiosa particularidad de este tipo de coma: en contraste con la debilidad general, la respiración se muestra amplia y profunda, y normalmente también acelerada. Se trata, según la opinión de Kussmaul, el primero en describir este fenómeno, de una especie de «hambre de aire», un esfuerzo supremo del organismo para liberarse de la excesiva cantidad de cuerpos cetónicos contenidos en la sangre, que es precisamente una de las características de la cetoacidosis.

Cuando el paciente no es sometido al adecuado tratamiento, la sintomatología se agrava, presentando una acentuada deshidratación, oliguria (el paciente no orina y para poder obtener el líquido urinario destinado a los análisis es necesario usar una sonda), la respiración se ralentiza y aparece la llamada *facies hipocrática* (rostro agónico, ojos hundidos, nariz afilada), presagios del ya próximo colapso cardíaco que le llevará a la muerte.

La aparición de este tipo de coma, mucho más frecuente en los pacientes jóvenes, presenta la ventaja de responder muy bien al tratamiento con insulina, por lo que hoy son muchos los pacientes que superan positivamente repetidos ataques comatosos. Con ello no queremos decir que la gravedad no exista.

Afortunadamente el número de pacientes que llegan a estas crisis agudas es cada día menor, mientras que resulta proporcionalmente mayor el número de los que consiguen superarlas. Diremos aún más: el paciente posee hoy los instrumentos para evitar tales crisis. Se trata simplemente de observar escrupulosamente las reglas generales, tomando en consideración los siguientes puntos:

1. Deberán efectuarse análisis con mayor frecuencia para que pueda determinarse la glucosuria y detectar la even-

tual presencia de cuerpos cetónicos, en tanto que está presente en la orina antes de la aparición de signos clínicos.

2. Deberá observarse escrupulosamente la dieta prescrita, sin cambiar por simple capricho las cantidades de hidratos de carbono, proteínas o grasas establecidas por el médico. En tanto que los estudios de eminentes endocrinólogos han revelado que la cetoacidosis tiene su origen en una dieta excesivamente privada de hidratos de carbono, que obliga al organismo a buscar nuevas fuentes de energía, resulta evidente que es peligroso sustituirlos, sobre todo con proteínas (carne, huevos, albúmina vegetal, etc.).
3. Deberán respetarse las dosis de insulina prescritas y las horas en que deben administrarse. Algunos pacientes suspenden la inyección cuando, por cualquier trastorno digestivo (vómito, diarrea o simple inapetencia, prueban el deseo de pasar algunos días sin comer). De hecho, es un justificado temor a una hipoglucemia que ciertamente podría aparecer, aunque antes de tomar una decisión tan drástica y peligrosa es preferible consultar al médico, ya que estos mismos trastornos podrían significar los primeros síntomas de una descompensación en el ámbito de la diabetes el inicio de una cetoacidosis que por la carencia tanto de comida como de insulina acabaría por acentuarse.

   También en el caso de infecciones o enfermedades febriles, que son condiciones favorables a la hiperglucemia y a la cetoacidosis, es necesario no suspender la insulina y consultar al médico.

Además del coma cetoacidótico existe la posibilidad de otros tipos de coma, ya sea en relación con la enfermedad o completamente ajenos a ella, y por tanto comunes también a la población no diabética. Subrayamos cómo en un determinado número de casos es usual el episodio de coma para revelar la existencia de la enfermedad.

Otro tipo de coma, muy raro en los sujetos jóvenes pero más frecuente en los sujetos maduros, es el llamado *coma hiperosmolar no cetoacidótico* que, como indica su nombre, no está caracterizado por la eliminación de cuerpos cetónicos a través de la orina. Su sintomatología inicial comprende una fase prolongada de poliuria y polidipsia, con progresiva deshidratación, confusión, somnolencia y disminución de las facultades mentales mucho más acentuada con respecto a la fase preliminar del coma cetoacidótico. El deterioro lento y progresivo del paciente, en contraste con las características explosivas del coma diabético, y la edad por lo general avanzada, hacen que en estos casos la mortalidad resulte más alta. En presencia de este cuadro es indispensable, como en todos los episodios agudos, el traslado inmediato a un centro hospitalario con el fin de dar al paciente el tratamiento más adecuado.

Complicaciones crónicas de la diabetes

La hiperglucemia que caracteriza la diabetes, es decir, el déficit en la secreción o en la utilización de la insulina, repercute con el paso del tiempo sobre casi todos los tejidos orgánicos, determinando la aparición de graves complicaciones que actualmente constituyen la causa principal de mortalidad entre los pacientes diabéticos, mientras, como ya hemos visto, son numerosos los casos de supervivencia a las crisis agudas que tiempo atrás llevaban a la muerte de manera inevitable.

Actualmente son muy numerosas las complicaciones que antes solían resultar raras o muy infrecuentes. Tratándose de una enfermedad que conocemos desde hace más de tres mil años, es lógico suponer que muchas de estas complicaciones ya existieran antes (a pesar de recibir nombres distintos) y su escasa incidencia es, de hecho, atribuible a la breve supervivencia de los diabéticos en aquellos tiempos. Si, de hecho, la vida media del diabético se ha prolongado de forma insospechada en la época preinsulínica, resulta comprensible que estos sujetos sean víctimas de unas alteraciones que en un tiempo no podían ni llegar a hacer su aparición dado el breve curso de la enfermedad, manifestándose muy esporádicamente tan sólo en los pocos supervivientes que alcanzaban una cierta edad.

Las diversas complicaciones (que frecuentemente puede limitarse a trastornos secundarios sin constituir una amenaza para la vida) pueden agruparse de la siguiente forma:

— macroangiopatía (alteraciones de los grandes vasos sanguíneos);
— microangiopatía (alteraciones de los pequeños vasos sanguíneos que comprenden la nefropatía y la retinopatía);
— neuropatía.

Alteraciones vasculares

Como veremos, el sistema circulatorio es el que, a largo plazo, resulta mayormente dañado por la hiperglucemia, ya que está bajo sus efectos de forma permanente y constante.

Sus alteraciones pueden resultar de extrema gravedad en tanto que su función es la de transportar a través de la sangre el oxígeno y las sustancias nutritivas a todas las células de nuestro organismo, y al mismo tiempo recoger todos los restos para llevarlos a los órganos destinados a su eliminación.

No es este el lugar más adecuado para describir la función circulatoria detalladamente, por lo que nos limitaremos a dar una idea general, centrándonos sobre todo en las partes del sistema que con mayor frecuencia puedan sufrir un deterioro relacionado con la diabetes.

La parte más importante de todo el sistema circulatorio es, sin duda, el corazón, un órgano muscular, una víscera hueca formada por tres capas: el pericardio, el miocardio y el endocardio. De ellos la más consistente es la central, el miocardio, mientras que las otros no son más que finas membranas.

Nosotros hablamos siempre del corazón en singular, a pesar de que en el adulto el órgano está netamente dividido por una pared vertical que forma el corazón izquierdo, el cual recibe y distribuye a todo el organismo la sangre oxigenada por medio de la arteria aorta, y el corazón derecho que recibe sangre contaminada por dióxido de carbono, enviándolo luego a los pulmones para que tenga lugar el cambio del CO_2 por oxígeno.

Así purificada y gracias a la respiración, la sangre vuelve al corazón izquierdo por medio de las cuatro venas pulmonares.

De esta forma se dota a nuestro cuerpo de dos sistemas circulatorios: el mayor, que del corazón pasa a la arteria aorta y sucesivamente se subdivide y llega a todos los tejidos, y una vez recogido en CO_2 vuelve al corazón a través de las venas cavas; y el menor, que lleva la sangre del corazón a los pulmones, los cuales la devuelven oxigenada al primero.

Estos vasos que se encuentran en comunicación directa con el corazón se definen de forma genérica como *coronarios,* tanto si se trata de venas como de arterias.

El corazón es el órgano motor de este sistema y su acción puede compararse a la de una bomba de aspiración y presión capaz de realizar su propia función contrayéndose y dilatándose entre setenta y ochenta veces por minuto. La contracción, llamadas *sístole*, hace aumentar la presión de la sangre en las arterias mientras que con el remonte o *diástole* la presión desciende.

Las alteraciones del sistema circulatorio se presentan con una frecuencia elevada en el caso de la diabetes, provocando dos tipos de enfermedades: las macroangiopatías y las microangiopatías, según afecten sólo a los vasos principales o también a las redes capilares.

Macroangiopatía diabética

Desde los tiempos de Joslin se ha ido generalizando la opinión según la cual «el diabético vive o muere con la arteriosclerosis». En realidad sería más correcto hablar de *ateroscIerosis,* un proceso de lenta progresión que afecta a las arterias de grande y medio calibre con formación de lesiones o placas de tejido fibroso o material lipídico (llamadas *ateromas*) y que comporta una reducción de la perfusión hemática.

Según las estadísticas más recientes, parece que las afecciones coronarias y las insuficiencias cardíacas provocan el 70 % de las muertes entre los diabéticos. En relación con los no diabéticos, la aterosclerosis resulta 2,5 veces más frecuente que en el tipo de pacientes que nos ocupa.

El curso de este deterioro es, asimismo, lento: es fácil que transcurran quince años desde el inicio de la enfermedad diabética hasta la aparición de trastornos circulatorios que presentan, una vez manifestados, una evolución rápida y fulminante.

No se conocen con exactitud las causas de esta acelerada patología de la aterosclerosis en las personas afectadas por la diabetes mellitus: algunos investigadores han sugerido la posibilidad de un mayor nivel de grasas en los diabéticos como consecuencia de la descompensación metabólica.

Los datos no son seguros todavía y, por lo que se ha podido demostrar por las lesiones que caracterizan a los tejidos ateroescleróticos, no existe ninguna diferencia con las personas no diabéticas.

Investigaciones realizadas con pacientes de edad superior a los cuarenta años han demostrado que existe una calcificación precoz de todas las arterias en el 63 % de las personas examinadas y una esclerosis coronaria en el 52,7 % de las mismas, mientras que las autopsias de los pacientes fallecidos por diabetes han demostrado que sólo el 10,3 % no presentaba indicios de aterosclerosis.

La aterosclerosis puede afectar a todos los vasos principales.

Un comportamiento defectuoso de las coronarias provoca serios trastornos, como la angina de pecho y el infarto de miocardio. A pesar de que la aterosclerosis de los diabéticos tiene rasgos muy similares a la de los no diabéticos, debemos indicar algunas características que las diferencian. En primer lugar, la enfermedad afecta a la circulación coronaria en su totalidad.

No es este el lugar para detenernos en la sintomatología de estos gravísimos trastornos, que comprenden la angina y el infarto y cuyas características son hoy conocidas por todos. Lo que sí debemos destacar es que en el paciente se presenta con frecuencia en forma atípica, sin el dolor que habitualmente caracteriza a estos episodios y sin la opresión torácica tan típica. El paciente deberá sospechar cuando note un dolor en la nuca irradiando hacia los hombros o trastornos localizados en el epigastrio, la zona abdominal correspondiente a la parte superior del estómago. En estos casos es necesario ponerse en manos del médico, ante todo para controlar la glucemia que, generalmente, resulta elevada, y luego para eliminar todos los factores que pueden agravar la situación (sobre todo el alcohol y el humo).

En caso necesario, de existir un verdadero riesgo de infarto de miocardio, deberá recurrirse a tratamientos más drásticos, como la intervención de un *by-pass* aorto-coronario.

Cuando la aterosclerosis se presenta de forma aguda en las arterias que irrigan el cerebro puede producirse un grave accidente vascular, conocido como apoplejía, que puede dejar al paciente inválido de forma permanente y que, según la zona cerebral dañada, puede afectar a diversas funciones (movimiento, lenguaje, etc.).

Cuando, por el contrario, estos trastornos implican a las arterias de las extremidades (con frecuencia afectando a las inferiores, aunque no se excluye la presencia de la enfermedad en las manos y en los brazos), la falta de circulación es, por consiguiente, representante de la carencia de oxigenación y nutrición de los tejidos, provocando una gradual necrosis y la muerte de los mismos (gangrena).

El primer síntoma de este trastorno viene dado por la palidez y el enfriamiento de los pies, a lo que sigue un ligero dolor perceptible sólo con el movimiento y localizado sobre todo en la masa muscular de la pantorrilla. Esta sensación dolorosa, que poco a poco se hace más intensa, es el preludio de la muerte de los tejidos, según un proceso que en medicina se llama *gangrena diabética* y que Avicena describió hace casi un milenio.

Todo tejido muerto representa, dada su absoluta carencia de defensas, un terreno óptimo para el desarrollo de cualquier tipo de infección.

En el pasado era obligado recurrir a la amputación para evitar que el proceso se extienda al resto del cuerpo.

Más allá de la lógica y del normal mantenimiento de los niveles glucémicos, el ya tan citado Joslin sugiere, como método mejor para prevenir esta complicación realmente temible, una perfectísima limpieza y cuidado de los pies, que según sus propias palabras deberían estar siempre «tan limpios como la cara».

El lavado diario con agua tibia, evitando los excesos de temperatura que, dada la frecuente inestabilidad térmica del paciente, podrían provocar déficit de irrigación y la aparición de ustiones o signos de congelación. Son convenientes también delicadas friegas con alcohol, un corte regular de las uñas, la sustitución diaria (o aún más frecuente: por la mañana al levantarse y, si el trabajo lo permite, al mediodía) de los calcetines, que deberían ser de fibras naturales y no presentar pliegues o zurcidos que puedan llagar la piel, y el uso de zapatos cómodos que no puedan provocar rozaduras o heridas ni impidan la circulación de la sangre.

Deberán evitarse, por otra parte, las posiciones forzadas o incómodas y una postura erguida durante mucho tiempo.

La gangrena diabética es, de hecho, una condición grave bajo todos los aspectos. Debe reconocerse que es una complicación cada día más rara. A su desaparición han contribuido tanto el tratamiento para la diabetes, con la normalización de los niveles de glucosa en sangre, como el mayor cuidado y atención a la higiene personal, tiempo atrás descuidada.

Microangiopatía diabética

Esta forma de trastorno vascular es exclusiva de la diabetes y no aparece bajo ningún otro tipo de enfermedad.

Ya sabemos que la sangre nutre y oxigena todas las células de nuestro cuerpo y que su circulación se produce a través de grandes vasos que se van subdividiendo, casi hasta el infinito, estrechándose cada vez más hasta alcanzar un espesor similar al de un cabello, por lo que reciben el nombre de *capilares*.

La microangiopatía diabética es una alteración generalizada de estos pequeños vasos. Se ignoran todavía hoy las causas exactas que provocan esta anomalía, caracterizada por un agrandamiento anormal de las paredes capilares. La microangiopatía diabética puede dar origen a alteraciones en diversos aparatos u órganos, constituyendo complicaciones más o menos graves de la diabetes.

Nefropatía diabética

Todos los órganos de nuestro cuerpo ejercen una determinada función de mayor o menor importancia. Al sistema renal le corresponde una función, digamos, «depurativa» en tanto que a través de la sutilísima red de vasos que lo recorren se filtran todos los residuos inutilizados que circulan en el flujo sanguíneo y que podrían resultar tóxicos si no fueran sucesivamente expulsados a través de la orina que, una vez formada, se recoge en la vejiga para ser evacuada con la micción.

Cuando la microangiopatía afecta a estos pequeños vasos renales, obstaculizando su función de filtro, nos encontramos ante lo que en medicina se denomina *nefropatía diabética.*

Al igual que muchas otras complicaciones crónicas de la diabetes, se trata de un trastorno de aparición tardía (después de 10-15 años de los primeros síntomas de la enfermedad). Inicialmente el trastorno se manifiesta con albuminuria (presencia de albúmina en la orina), afectando, según las estadísticas, al 50 % de los pacientes con diabetes mellitus del Tipo I.

En las fases más tardías se da un aumento de la presión arterial, una grave disminución de la filtración renal y, en los casos más graves, se puede llegar a la insuficiencia renal. La complicación puede agravarse si a ella vienen a sumarse trastornos en el vaciado de la vejiga debidos a la nefropatía diabética. En fases finales puede llegar a existir un síndrome nefrótico.

Uno de los efectos, sobre todo tratándose de pacientes insulindependientes, es la dificultad de los riñones para eliminar las hormonas suministradas por vía subcutánea. Esta eliminación puede resultar ralentizada y, por lo tanto, llegar a causar crisis hipoglucémicas.

Desde el momento en que la nefropatía representa un problema importante en la gestión de la diabetes, es útil efectuar controles periódicos para la determinación de la albúmina en la orina (con tal fin pueden utilizarse las tiras reactivas análogas a las existentes para la glucosuria); en el caso de un resultado positivo deberá consultarse al médico inmediatamente para que indique el procedimiento a seguir.

Retinopatía diabética

La retina, membrana interna del ojo que recibe las impresiones luminosas y perfila las imágenes de los objetos, está rodeada por capilares retinianos. Cuando estos últimos están sometidos a un progresivo deterioro de la microcirculación se produce un cuadro típico y exclusivo de la enfermedad, frecuentemente relacionado con la ya citada nefropatía: se trata de la retinopatía diabética.

Al igual que la mayor parte de las complicaciones diabéticas, también esta suele aparecer después de los quince años de la instauración de la enfermedad. Según las estadísticas más recientes, afecta casi al 80 % de los pacientes con diabetes mellitus Tipo I con un porcentaje que asciende al 90 % cuando la enfermedad se prolonga por más de treinta años, como de hecho sucede hoy en día.

Desgraciadamente, es frecuente que la retinopatía diabética conduzca a la ceguera total. Este trastorno puede provocar hemorragias en la retina, formación de nuevos vasos en el cristalino, fibrosis, todo lo cual puede determinar el desprendimiento de la retina. De lo dicho se puede intuir que el trastorno es grave y que puede comportar serios problemas para la vista del paciente. Debe precisarse también que la retinopatía es menos frecuente en pacientes que han sabido mantener un riguroso control de la enfermedad. Además, en este campo parece dar excelentes resultados la fotocoagulación mediante rayo láser, procedimiento capaz de evitar muchos inconvenientes y de conservar la vista.

Aparte de la retinopatía, la diabetes puede causar otras alteraciones en los órganos de la vista. Desde que en el siglo XVIII el médico inglés Giovanni Rollo la describió minuciosamente, la aparición de la catarata resulta ser más frecuente en los diabéticos que en la población sana; no existen pruebas que demuestren el hecho de que un adecuado control de la glucemia pueda evitar su formación. En la diabetes se observa una cierta frecuencia del glaucoma, probablemente debido al mecanismo de cicatrización posthemorrágica que aumenta de forma anómala la presión ocular.

La diabetes mellitus puede afectar a otras zonas del ojo humano. En el caso de la catarata la única solución es la quirúrgica, si bien existen algunas variaciones temporales de la morfología del cristalino (la parte transparente situada detrás del iris) que pueden provocar diversos trastornos en la vista como, por ejemplo, un ennublamiento que puede remitir después de algunas semanas de rígido control de la glucemia.

El paciente diabético, pues, tendrá que consultar inmediatamente al médico cada vez que sospeche la más mínima alteración visual. También cuando no hay motivo de sospecha y todo procede con normalidad es aconsejable someterse a una visita oftalmológica de control, al menos una vez al año.

Neuropatía diabética

Como su nombre indica, se trata de un trastorno debido a la diabetes y localizado en el sistema nervioso de la persona afectada. A diferencia de otras complicaciones, que como hemos dicho se manifiestan tardíamente, las neuropatías pueden presentarse desde el inicio de la enfermedad con una precocidad insólita en relación con los otros problemas que pueden afectar al diabético.

Su gravedad e intensidad suelen hallarse en proporción directa con el grado de hiperglucemia acusado por el paciente.

La neuropatía puede manifestarse en cualquier región del cuerpo, pero aparece con mayor frecuencia en las extremidades inferiores. Generalmente afecta al sistema nervioso periférico, es decir, a los nervios que se encuentran en contacto con las partes externas del organismo, sobre todo la piel.

Desde el momento en que los nervios son la vía de transmisión tanto de las sensaciones táctiles como de las dolorosas desde el punto de vista del cerebro, la alteración de esta finísima y sutilísima red nerviosa (que, como en el caso de los capilares, llega a todo el cuerpo) puede producir una variada gama de trastornos: desde la insensibilidad de la zona afectada hasta a las sensaciones de molestia, hormigueo (parestesias), calambres, hiperestesias e intenso dolor. Estas molestias pueden llegar a ser tan agudas e insoportables que representan un verdadero suplicio para el paciente, que en algunos casos no soporta ni el roce de la sábana más liviana.

Cuando las partes afectadas son las extremidades inferiores, tal como sucede en la mayor parte de los casos, la neuropatía puede afectar a un nervio aislado o a diversos troncos.

Generalmente la zona más afectada es la del tobillo, mientras que más raramente lo son las rodillas o las caderas.

No se conocen con certeza los orígenes de estos trastornos.

Polineuropatía periférica simétrica y distal

La polineuropatía distal es uno de los trastornos más frecuentes en el ámbito de las neuropatías diabéticas.

Puede manifestarse de forma insidiosa o aguda, y en general es el resultado de un desequilibrio de la diabetes.

Generalmente afecta a ambas extremidades inferiores, por lo que resulta bilateral y simétrica, manifestándose con dolores de intensidad variable según el tipo de paciente afectado: puede tratarse de hormigueos o calambres, mientras que en otros casos la sensación es similar a la provocada por una llaga o ustión. La intensidad de estas manifestaciones aumenta durante las horas nocturnas.

El aspecto exterior de la piel no presenta características anómalas, pero no se consigue distinguir si los objetos en contacto con ella son lisos o ásperos.

Este fenómeno se acentúa cada vez más con el paso del tiempo.

Si la enfermedad progresa, es fácil que a causa de la creciente insensibilidad del paciente se produzcan repetidos traumas (contusiones, heridas provocadas por los zapatos, etc.).

Desde el momento en que no existe la protección de los estímulos dolorosos, incluso la menor lesión empeora rápidamente, sobre todo cuando se localiza en la planta de los pies. Todo ello puede representar el preludio del inicio de un proceso de gangrena. En tanto que la gangrena es tan grave como la producida por la aterosclerosis, repetiremos una vez más la necesidad de cuidar particularmente los pies.

Mononeuropatía de los pares craneales

Afecta por lo general a los nervios óculo-motores (pares craneales III, IV y VI), por lo que causa la parálisis de los músculos del ojo con el consiguiente estrabismo, que es con frecuencia muy doloroso.

Suele presentar un alto grado de reversibilidad espontánea.

Neuropatía asimétrica proximal o amiotrofia diabética

Es una forma caracterizada por producir déficit de fuerza, atrofia muscular o dolor intenso.

Puede afectar, como suele suceder, a los músculos de la pelvis y de los muslos.

Neuropatía autonómica

Afecta al sistema nervioso autonómico o vegetativo de varios aparatos (cardiovascular, respiratorio, gastrointestinal, genitourinario, sudorífero y gustativo).

En particular, puede causar alteraciones de la frecuencia cardíaca, alteraciones de la actividad reproductora, vaciado gástrico lento, diarrea, vaciado de la vejiga disminuido, impotencia sexual, trastornos en la sudoración y deshidrosis.

El embarazo en pacientes diabéticas

Se resumen en este capítulo todos los trastornos que, como consecuencia de la gestación y el desarrollo del embrión, pueden manifestarse tanto en la gestante como en el feto.

En la época anterior a la utilización de la insulina los casos de notable aumento del nivel glucémico durante la gestación constituían un problema que se presentaba en muy raras ocasiones. La diabetes, por razones no del todo claras (cuya etiología intentaremos exponer cuando hablemos de las complicaciones provocadas por la enfermedad en el aparato genital femenino), fue al parecer una causa bastante común de esterilidad. Von Noorden, uno de los autores que mejor y más profundamente estudió la diabetes, publicó en 1917 los resultados de una investigación realizada en 270 pacientes diabéticas casadas, de edades comprendidas entre los 20 y los 40 años (o sea, en el periodo de plena fecundidad de la mujer), entre las cuales se encontraron sólo nueve casos de embarazo, correspondientes al 3,3 %. Podemos añadir que en aquellos tiempos la planificación familiar se desconocía por completo y que Pinchus aún no había descubierto la famosa píldora anticonceptiva.

Con el uso de la insulina, la gestación de las mujeres diabéticas ha dejado de ser un hecho excepcional. En realidad, ello presenta algunos problemas: indudablemente, por un lado el instinto maternal se verá gratificado, pero por otro existe un aumento del riesgo tanto para la futura madre como para el bebé.

La gestación puede condicionar la evolución de las complicaciones crónicas de la diabetes y puede ir acompañada de un elevado número de abortos, de nacimientos prematuros y de anomalías fetales que en algunos casos pueden ser graves.

Por otra parte, es posible que teniendo la glucemia perfectamente bajo control, especialmente en los tres primeros meses, tanto la gestación como el parto se desarrollen con toda normalidad y que el bebé nazca normal y sin problemas. Desgraciadamente, en estos casos se desconoce la razón precisa, por lo que nunca se puede garantizar nada, ni en un sentido ni en otro.

La gestación de la mujer afectada por diabetes mellitus Tipo I se caracteriza siempre por la aparición de tres fases bien diferenciadas.

Al inicio de la gestación y durante los tres primeros meses disminuye de forma sensible la necesidad de insulina. Este hecho viene dado por el consumo de la glucosa circulante por parte de la unidad fetoplacentaria en vías de desarrollo. Obviamente, si la paciente no va al médico y continúa inyectándose la misma cantidad de insulina prescrita antes del estado de embarazo correrá el riesgo de producir una condición de hipoglucemia extremadamente peligrosa tanto para sí misma como para el bebé.

A partir del tercer mes de embarazo se impone un control todavía más riguroso, por cuanto en tal fase se manifiesta una insensibilidad a los efectos de la insulina. Este fenómeno es provocado por el antagonismo existente entre las hormonas pancreáticas y las hormonas que produce la placenta (estrógenos, progesterona, lactógeno placentario) y hace necesario el retorno a las dosis habituales antes del estado de gestación. Es posible que en tales condiciones se produzcan episodios cetoacidóticos que determinen, en la mayor parte de los casos, la interrupción del embarazo entre el tercer y el quinto mes por aborto espontáneo.

Durante el tercer y último trimestre, en el que persiste una fuerte tendencia a la cetoacidosis y al aumento de la glucosuria, el control de la gestante debe ser todavía más riguroso y severo. Es aconsejable la recuperación anticipada en un centro hospitalario, donde todos los medios actualmente a disposición de la ciencia (bombas de insulina, páncreas artificial, etc.) aumentan considerablemente las posibilidades de supervivencia del feto.

Corresponderá al médico establecer el momento en que es posible garantizar la vida extrauterina del bebé, es decir, cuando los pulmones del pequeño hayan alcanzado la madurez suficiente para poder respirar el aire atmosférico, decidiendo además si es mejor optar por un parto natural o por la práctica de cesárea, siempre necesaria cuando la madre acusa síntoma de toxemia o cuando se sospecha un excesivo desarrollo fetal (macrosomía).

En general, la elevada necesidad de insulina que ha caracterizado las últimas fases del embarazo vuelve en breve a los niveles normales durante el periodo postparto.

Hemos dado toda la información concerniente a la gestación de la diabética del Tipo I que nada tiene que ver con la hiperglucemia gravídica, es decir, la aparecida después de quedar embarazada con la mayor objetividad acerca de la consecuencias que la gestación puede comportar en la diabetes insulindependiente.

Otras alteraciones

Disminución de la resistencia a las infecciones

El aumento del nivel glucémico en la sangre disminuye en general la resistencia a cualquier tipo de infección exógena, pero sobre todo al bacilo de Koch, responsable de la tuberculosis, y a las bacterias piógenas, que provocan pequeños forúnculos capaces de producir abscesos purulentos.

Complicaciones cutáneas

La piel del diabético es, por lo general, hipersensible, seca e irritable; se caracteriza por una sudoración escasa o nula y dotada de bajas defensas contra los gérmenes productores de pus que pueden provocar la formación de pequeños forúnculos.

Con frecuencia el paciente acusa una sensación de prurito, quizá de notable intensidad, que lo induce a rascarse hasta llagarse la piel. Estas heridas se infectan con extrema facilidad a causa de las bajas defensas de organismo.

El hecho de que la cicatrización de las heridas en un paciente diabético, sean estas de tipo quirúrgico o producto de un traumatismo accidental, se produzca de forma tan lenta y difícil, es conocido desde hace tiempo.

Manteniendo la debida asepsia y observando un riguroso control de la glucemia no existen particulares dificultades en comparación con los otros pacientes.

El prurito, localizado sobre todo en correspondencia con las mucosas y las zonas de rozamiento de la piel, es frecuente. Si se desea evitar la infección, el paciente deberá prestar mucha atención al contacto con las uñas, cuya limpieza absoluta resulta prácticamente imposible.

Una escrupulosa limpieza de todo el cuerpo, las delicadas friegas con alcohol y el uso de jabones neutros son las mejores garantías para evitar tales trastornos.

Dermopatía diabética *(skin spots)*

Se trata de trastornos que nada tienen que ver con la piodermitis que acabamos de tratar (que pueden presentarse también en sujetos no diabéticos) y que hacen su aparición tan sólo en estadios avanzados de la enfermedad.

Son lesiones complejas y de difícil clasificación que pueden manifestarse tanto en los diabéticos de Tipo I como en los de Tipo II. Generalmente provocan alteraciones en el color y en la consistencia de la piel, sobre todo en la parte anterior de la pierna. La piel se torna casi transparente y acusa una cierta atrofia acompañada, por lo general, de la caída del pelo. Estas transformaciones tienen lugar primero en una pierna y luego en la otra, siguiendo una dirección ascendente. No existe una cura específica para resolver el problema.

En el 5 % de los pacientes puede manifestarse una lesión mucho más grave, consistente en un proceso inflamatorio doloroso, rodeado de una zona eruptiva que, cicatrizando de forma indolora, deja la piel de la zona atrofiada.

En la zona de la tibia pueden aparecer manchas de tonalidad marrón y absolutamente indoloras que se alargan lentamente a medida que aumenta la duración de la diabetes. De hecho, no se conoce ningún tratamiento específico para estas dermopatías, por lo que deberemos basarnos una vez más en el control de la glucemia.

Trastornos del aparato digestivo

La diabetes puede alterar de forma grave las funciones y los órganos digestivos.

El mayor número de trastornos se manifiesta en la cavidad oral, con estomatitis (infecciones generalizadas de toda la mucosa orofaríngea), gingivitis (inflamación de las encías), sequedad, xerostomía, salivación escasa y piorrea alveolar, que llevan al paciente a la pérdida total de sus muelas y dientes de forma irremediable.

En los primeros años de sufrir la enfermedad resulta insólito padecer trastornos gastrointestinales, al contrario se tiene una normalidad constante de la función digestiva.

Quizás en los estadios muy avanzados de la enfermedad puede observarse un estreñimiento persistente, sobre todo si la poliuria ha causado un avanzado estado de deshidratación.

En otros casos se da, por el contrario, la llamada diarrea diabética (postprondiales y nocturnas) debida a la neuropatía vegetativa, que es de tipo persistente y que aparece normalmente durante las horas de reposo nocturno. Tal fenómeno no va precedido de los habituales espasmos intestinales y puede, en algunos casos, traducirse en una incontinencia fecal.

La dispepsia, las náuseas, el vómito y la inapetencia pueden ser síntomas premonitorios de coma, por lo que debe dedicárseles la atención correspondiente consultando rápidamente al médico.

Aparato urinario

Cuando la diabetes se ha instaurado, es frecuente que se manifiesten alteraciones en la vejiga en el 50 % de los pacientes que la sufren desde más de veinte años. El trastorno más frecuente es una cierta reducción en la propulsión de salida de la orina con el consiguiente vaciado incompleto de la vejiga (vejiga neurógena).

Este fenómeno puede dar lugar a diversos tipos de infecciones provocadas por la presencia de bacterias atípicas, que degeneran en una dolorosa cistitis.

Aparato genital masculino

Existe un amplio desacuerdo entre los diversos autores a propósito de los efectos de la diabetes sobre la sexualidad masculina. Mientras algunos afirman que esta enfermedad provoca un inmediato y decidido descenso de la libido, la flaccidez del pene y, por consiguiente, *impotencia coeundi* sin afectar en absoluto a la vitalidad de los espermatozoides (Taverna), otros autores más eclécticos hablan de una progresiva pérdida de las facultades procreadoras (Brugsch).

La medicina moderna establece que nunca se descarta la posibilidad de que estas descompensaciones en la función sexual dependan de factores psíquicos. La consciencia acerca de la propia enfermedad puede inculcar en el paciente la exagerada idea de sus propios límites. Excluidas las causas psicológicas, debe valorarse la presencia de la neuropatía autonómica y de la vasculopatía a nivel de la arteria pudenda, que son las causas más frecuentes del trastorno.

Para establecer la presencia de una impotencia orgánica real es necesario aislar en la historia clínica del paciente la típica y progresiva pérdida de tumescencia del pene, la desaparición o disminución de la frecuencia de la erección matutina espontánea y la incapacidad para la masturbación, todos ellos síntomas que indican una impotencia diabética (sobre todo cuando la libido permanece inalterada). Por lo general, se valora la tumescencia nocturna del pene.

Puede existir eyaculación retrógrada.

La solución de la prótesis artificial es necesaria en los casos más graves, también porque, frecuentemente, la normalización de la glucemia puede favorecer la recuperación de determinadas funciones cuando los órganos afectados no han experimentado un deterioro profundo.

Aparato genital femenino

Tampoco aquí parece que los especialistas compartan una opinión unánime. Mientras algunos autores aseguran que la diabetes no influye lo más mínimo en la función menstrual (Taverna), otros sostienen que la enfermedad, en su estadio avanzado, es responsable de una amenorrea total. Algunos investigadores acusan a la diabetes de disminuir o anular por completo la libido, mientras que los estudiosos más antiguos púdicamente pasan por alto la cuestión. Se citan casos de atrofia ovárica y necrosis total de los ovarios.

Externamente, los órganos genitales femeninos resultan decididamente más afectados por la enfermedad que los masculinos. Pueden existir tumefacciones de los grandes labios que se enrojecen e inflaman y que incluso pueden ser cuna de forúnculos, eczemas y otras lesiones igualmente peligrosas en tanto que tienden a propagarse de igual forma hacia las regiones periféricas como hacia el interior de la vagina. El prurito puede ser insoportable.

Podemos tranquilizar a las pacientes precisando que tales manifestaciones pueden producirse sólo cuando se combinan dos factores de igual peligrosidad: un descuido del control de la hiperglucemia y una escasa higiene íntima.

Educación del paciente diabético y autogestión

Estas páginas, que sirven de conclusión a lo expuesto hasta el momento, son a nuestro parecer las más importantes de todo el libro.

Hasta ahora hemos intentado explicar, de la forma más sencilla posible y evitando los tecnicismos inútiles, cómo es esta enfermedad conocida con el nombre de diabetes, especificando las diversas formas en que se presenta, las causas o factores desencadenantes, las complicaciones agudas y crónicas más frecuentes, el pronóstico, etc. En resumen, hemos intentado dar una visión global tan necesaria en nuestros días.

A través de cada uno de los aspectos tratados hemos intentado mantener una postura lo más equilibrada e imparcial posible, evitando tanto los falsos optimismos como las visiones excesivamente catastróficas y alarmantes.

El diabético, como cualquier otro paciente, tiene el derecho y el deber de conocer a fondo la enfermedad que padece. En tanto que se trata de una enfermedad crónica, deberá aprender a convivir con ella, adaptando su propia vida a la presencia de este nuevo elemento que, por fastidioso que sea, debe saber soportar, entender, corregir y dominar.

No queremos decir que esta tarea sea fácil y que no presente problemas. La convivencia con la diabetes requiere una fuerte dosis de autocontrol, una gran fuerza de voluntad y, sobre todo, el deseo de vencer la enfermedad.

Afortunadamente, en su lucha contra la enfermedad el diabético puede contar con poderosos aliados.

El primero es él mismo. La convicción de que un tratamiento adecuado (cuando sea necesario) y un régimen de vida sano, tanto en relación con el aspecto alimentario como con la actividad física y llevados a cabo de forma seria y rigurosa evitarán las descompensaciones, las crisis agudas y las complicaciones a largo plazo, es la primera premisa para acceder a una condición lo más cercana posible al estado de salud.

El segundo, igualmente importante y saludable, es el médico que se ocupa de la enfermedad, que debe ser necesariamente un especialista. El endocrinólogo representa el apoyo más sólido y eficaz para el paciente diabético.

Entre estos dos elementos es imprescindible, como ya hemos tenido ocasión de decir, la más estrecha colaboración. Así, el médico no deberá ser sólo un científico, sino también un ser humano; no basta con que el especialista sea una eminencia en su campo y conozca todos los secretos y los aspectos de la enfermedad; deberá, sobre todo, ser capaz de ganarse la confianza del paciente. Sin la premisa de esta relación basada en la confianza y la sinceridad es muy difícil conseguir la obediencia y el sentido de responsabilidad del paciente.

Además, es muy importante que el médico informe al paciente de todos los aspectos que atañen a su enfermedad, introduciéndolo en la necesaria educación diabetológica que le ha de reportar tantos beneficios. Una actitud frecuente entre los diabéticos desinformados es la de ocultar la cabeza bajo la arena, como las avestruces, aceptando resignadamente la naturaleza incurable de su enfermedad y olvidándose de profundizar en todos los aspectos del problema. Esta actitud es totalmente errónea, ya que para evitar las crisis agudas y las complicaciones y así poder vivir el mayor tiempo posible y en las condiciones mejores, es indispensable la conciencia de cada aspecto de la cuestión.

El paciente debe participar activamente en el tratamiento. A él corresponde el control diario de la cantidad de glucosa en la orina, operación de lo más simple que prevé el uso de tiras que dan el valor aproximado de la glucosuria (0 = negativo; + = positivo-débil; + + = positivo; + + + = positivo-fuerte), cuyo resultado se anota y da a conocer al médico para ayudarlo en su labor de control de la enfermedad.

También deberá recurrir a las tiras para la determinación de la glucemia mediante una gota de sangre. Existen aparatos portátiles muy precisos para la lectura de la glucemia mediante estas tiras llamados reflectómetros.

En el caso en que se manifieste una sintomatología digestiva caracterizada por vómito, inapetencia, dispepsia, etcétera, será bueno recurrir al uso de tiras similares para la medida del nivel de cuerpos cetónicos. El eventual resultado de esta prueba puede ser un indicio de la proximidad de un coma y se deberá visitar al médico urgentemente. Existe un tercer tipo de tiras para detectar la presencia de albúmina en la orina que nos indica la presencia de una disfunción renal. Aunque este último trastorno no constituye una situación de emergencia, deberá consultarse al médico con la mayor rapidez posible.

Como ya hemos repetido, la enfermedad puede ser más o menos dependiente de la administración de insulina.

En el primer caso el diabético debe suministrarse la dosis en la cantidad indicada y a la hora establecida con una precisión cronométrica.

Las zonas más indicadas para las inyecciones son los brazos, los muslos, el abdomen y los glúteos. Es preciso cambiar la zona cada cinco o seis días y no aplicar nunca la inyección sobre otro pinchazo anterior.

Es importante subrayar que si el paciente practica deporte será bueno evitar las inyecciones en las partes de musculatura que participan en la actividad física, puesto que la insulina se utiliza más rápidamente en las zonas sometidas a esfuerzo o a movimiento y, por consiguiente se podrá correr el riesgo de una crisis hipoglucémica.

A propósito del deporte, recordemos una vez más que el diabético que quiera dedicarse a una disciplina deportiva deberá pasar por la consulta del médico para determinar sus aptitudes. Con los diversos estudios podrá establecer si el deporte elegido por el paciente es el más apto para él, sugiriendo en su caso otras soluciones alternativas.

Sin dejar el deporte, es importante que el paciente diabético aprenda a considerar esta práctica no como una pérdida de tiempo, sino como una inversión real. No nos cansaremos nunca de repetir que en el ámbito del tratamiento diabético la actividad física representa uno de tantos elementos de importancia fundamental. Está demostrado que con el esfuerzo físico disminuye considerablemente la necesidad de insulina; este fenómeno obliga a un rigurosísimo control del nivel de glucosa en la sangre puesto que, continuando con la inyección de dosis de insulina establecidas en la ausencia de ejercicio, se arriesga a provocar una aguda crisis de hipoglucemia.

Cada diabético deportivo deberá, por tanto, estar perfectamente informado sobre este particular, aunque sea luego el médico quien le aconseje reducir la dosis de insulina o aumentar la ingestión de hidratos de carbono, ya que ambas soluciones presentan pros y contras.

Quien de repente sufre una crisis hipoglucémica la describe como una experiencia realmente terrorífica, ya que mientras se sigue manteniendo la lucidez mental puede percibirse que el cuerpo no responde a las órdenes del cerebro. Por tanto, es bueno tener siempre a mano una provisión de azúcar (pastillas, caramelos, etc.). La dosis que debe suministrarse no puede establecerse con exactitud, pero en la mayor parte de casos oscila entre los 10 y los 15 g. Recordemos que, cuando sea necesario, puede repetirse la dosis de azúcar.

Es bueno precisar que un profano puede confundir fácilmente el coma hipoglucémico con el hiperglucémico. En caso de duda, y cuando no sea posible la recuperación inmediata, se aconseja la suministración de azúcar, lo cual resolverá el problema si se trata de una carencia de azúcar y no lo agravará excesivamente si se trata de una hiperglucemia.

Recordemos que se debe intentar evitar las crisis agudas y repetidas de hipoglucemia en tanto que pueden causar graves alteraciones a nivel cerebral.

Ya hemos dicho que el diabético no debe nunca practicar un deporte en solitario, pero lo repetimos una vez más ya que se trata de una cuestión de vital importancia. El sentido común aconseja ir siempre acompañados por una persona capaz de prestar ayuda en el caso de una crisis.

También las formas de diabetes no insulindependientes, aun siendo menos graves, se mantienen bajo control para evitar que degeneren convirtiéndose también en insulindependientes y pudiendo causar las mismas crisis agudas.

En estas formas, frecuentemente debidas a la carencia de insulina por una utilización defectuosa de esta por parte del organismo, puede producirse la aparición de un episodio de coma hiperosmolar que por lo general suele tener un falta desenlace. La relación entre la posibilidad de una resolución positiva del estado de coma en los dos casos se ha calculado en términos de 10 a 1 a favor de los pacientes insulindependientes.

Una diabetes mellitus Tipo I descuidada, lleva con mucha frecuencia a la aparición de retinopatías que pueden provocar la ceguera, cataratas, desprendimiento de la retina, glaucoma y, además, a la aparición de la tan temida gangrena diabética, la cual puede hacer indispensable la amputación de la extremidad afectada.

Se trata de episodios realmente dolorosos y trágicos que se podrían evitar fácilmente simplemente con un comportamiento consciente y sensato por parte del paciente.

Ya hemos mencionado hace poco la compleja actitud del paciente ante la enfermedad, que requiere una gran fuerza de voluntad y un profundo sentido de responsabilidad para sí mismo.

Imaginemos la siguiente situación. El médico ha diagnosticado una forma de diabetes; sabemos que el diagnóstico es exacto, en tanto que se confirma en la historia clínica con los análisis y la sintomatología. Nos encontramos, por tanto, frente al primer factor negativo: sufrimos una enfermedad en la actualidad crónica e incurable.

Lógicamente, el primer paso consiste en fijar una dieta, que nos prohíbe tomar tantos alimentos que antes eran parte de nuestra vida cotidiana y que tanto nos gustaban: galletas, pasteles, bebidas azucaradas.

Según el tipo de diabetes, podremos recurrir simplemente a la ingestión de hipoglucemiantes orales o deberemos inyectarnos dosis de insulina una o más veces al día.

La autodisciplina es indispensable en este punto. Sabemos que para un gran número de personas se trata de un sacrificio enorme que comporta un cambio radical de la forma de vida y de las costumbres de todos los días. No faltará nunca el diablo tentador que nos sugerirá «sólo un día», «una vez al año», «es Navidad, y una Navidad sin turrón». Por un día, una vez al año, por un solo exceso pueden aparecer trastornos muy graves. Y si no sucede así, la transgresión se hace aún más peligrosa para el paciente, que la repetirá hasta que olvide su necesidad de seguir el régimen dietético. Y lo mismo puede suceder con los «olvidos» en la administración de la insulina o de los hipoglucemiantes orales.

En cambio, con la sumisión a la dieta, el respeto a la prescripción farmacéutica y la práctica de una actividad física como se nos aconseja, tendremos la seguridad de que la enfermedad permanecerá dentro de los límites tolerables, permitiendo una vida similar a la de las personas sanas. Debe pensarse que miles de personas se someten a rígidas dietas, por simples razones estéticas, personas que además practicaban un ejercicio físico extenuante, sólo para mantener la línea. Y, en cambio, obtienen grandes beneficios para la salud.

Las dosis de insulina, calculadas exactamente y suministradas a horarios extremadamente precisos, son muy molestas pero imprescindibles, ya que evitan la aparición de picos hiperglucémicos y de todas sus peligrosas consecuencias que, sin llegar al coma, pueden acarrear graves complicaciones crónicas.

La diabetes, cuando se cuida debidamente, puede permitir una existencia prácticamente igual a la de cualquier sujeto sano y una longevidad similar a la de la media de la población no diabética.

Situación actual y perspectivas

Es ya unánime el reconocimiento de la importancia de la diabetes mellitus como enfermedad social, con graves implicaciones más allá del orden sanitario, ya que trasciende también al orden económico (invalidez debida a las complicaciones de la enfermedad, recuperaciones hospitalarias, ausencias laborales por enfermedad).

Cada vez se le concede mayor atención al tratamiento de la diabetes con el fin de obtener un control óptimo de la glucemia, siempre con la convicción, fundada, de que ello puede retardar o impedir la aparición de la microangiopatía y otras complicaciones tardías.

En los últimos años los estudios e investigaciones se han ido sucediendo sin pausa, modificando profundamente y actualizando nuestros conocimientos.

Desde el punto de vista terapéutico ya ha entrado en la práctica clínica el trasplante de páncreas segmentario. En un futuro próximo el trasplante de islotes pancreáticos, aún hoy en fase experimental, será una intervención habitual. Otro progreso terapéutico podrá derivar de la miniaturización del páncreas artificial.

Este gran desarrollo de la endocrinología ha tenido en nuestro país un eco también desde el punto de vista legislativo con la promulgación de normativas legales concernientes a la diabetes, que están actualmente en curso de aplicación.

Ello debería constituir un nuevo impulso, tanto desde el punto de vista de la investigación científica como de las estructuras asistenciales (tanto hospitalaria como ambulatoria), con la imperiosa misión de ayudar al diabético a vencer la propia enfermedad.

Glosario

Agenesia: incapacidad de procrear. En este caso se trata de la incapacidad ovárica de producir o llevar el óvulo a la maduración, determinada por un desarrollo defectuoso del órgano.

Anticuerpo: globulina predispuesta a unirse a un antígeno específico al cual impide la acción.

Antígeno: sustancia capaz de inducir a la formación de anticuerpos, reconocida como extraña por el organismo, y capaz de reaccionar con los anticuerpos.

Autosómico: propio del cromosoma, característico del mismo.

Catéter: sonda que se introduce en un orificio del cuerpo, natural o artificial, para drenaje o estudio.

Coronarias (venas o arterias): propias del corazón y en contacto directo con este. Toman este nombre por ser las más importantes del organismo.

Cromosoma: cada uno de los segmentos en que se divide el núcleo de la célula, en número constante para cada una de las especies animales. En la reproducción los cromosomas se dividen en dos, pasando así a cada una de las células hijas.

Etiología: estudio del origen o las causas que provocan una enfermedad.

Gen: unidad principal en la transmisión de los caracteres hereditarios que se encuentran contenidos en los cromosomas.

Impotencia *coeundi*: incapacidad de realizar el acto sexual a causa de la falta de erección o defectos del miembro viril en el caso del varón, y a causa de malformaciones vaginales que impiden el coito en la mujer.

Impotencia *generandi*: puede ser consecuencia de la impotencia *coeundi* o bien presentarse por sí sola. Viene determinada por la carencia de espermatozoides o de su escasa vitalidad en el hombre y por la falta de ovulación en la mujer. En el caso de la mujer pueden también intervenir múltiples factores que nada tienen que ver con la diabetes.

Hiperglucemia: aumento anómalo de la glucosa circulante en el flujo sanguíneo.

Hipoglucemia: disminución anómala de la glucosa circulante en el flujo sanguíneo.

Hipoglucemiante: sustancia que provoca la disminución de la glucemia.

Linfocitos: tipos de glóbulos blancos de pequeñas dimensiones y nucleados, particularmente abundantes en los ganglios linfáticos.

Necrobiosis grasa: dermatosis caracterizada por la presencia de múltiples placas de atrofia cutánea en los miembros debidas a trastornos del metabolismo de las grasas y degeneración del colágeno.

Nefropatía: genéricamente, enfermedad renal.

Organoléptico: procedimiento elemental de análisis basado en la impresión que de las sustancias reciben nuestros órganos de sentido. A pesar de su simplicidad se trata de un método muy útil en determinados casos.

Pancreatectomía: extirpación total del páncreas.

Per os: por vía oral, ingerido por la boca.

Pirógeno: sustancia capaz de elevar anormalmente la temperatura del cuerpo provocando fiebre.

Placebo: sustancia farmacológica inerte que el paciente considera un fármaco.

Pródromo: conjunto de síntomas que caracterizan una enfermedad que generalmente se presenta ya en la fase preliminar.

Yatrógeno: provocado por un fármaco.

Made in the USA
Monee, IL
19 October 2026

66039198R00075